Ecocontrastografia dell'apparato urinario

G. Regine • M. Atzori • R. Fabbri

Ecocontrastografia dell'apparato urinario

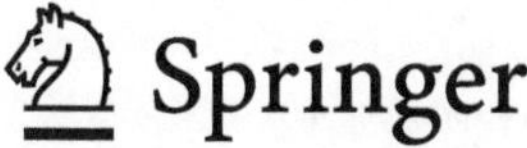

Springer

Giovanni Regine
e-mail: g.regine@tin.it

Maurizio Atzori
e-mail: matzori@scamilloforlanini.rm.it

Romano Fabbri
e-mail: rfabbri@scamilloforlanini.rm.it

UOC Radiologia della Piastra
Ospedale S. Camillo-Forlanini
Roma

ISBN 978-88-470-2717-6   ISBN 978-88-470-2718-3 (eBook)

DOI 10.1007/978-88-470-2718-3

Prefazione

Il sempre maggiore ricorso all'utilizzo del mezzo di contrasto in ecografia ha eliminato o sta eliminando una sorta di sudditanza della stessa nei confronti di altre tecniche di imaging, come la TC o la RM, considerate più accurate e quindi maggiormente diagnostiche. Ebbene, già da svariati anni anche l'ecografia ha il suo mezzo di contrasto che, sotto forma di bollicine, ha conferito alla tecnica notevole "effervescenza" aprendo il campo a una serie di applicazioni diagnostiche e nel futuro probabilmente anche terapeutiche prima impensabili. Contagiati da un crescente entusiasmo, nel presente contributo abbiamo cercato di analizzare le applicazioni dell'ecocontrastografia con utilizzo del mezzo di contrasto di II generazione nella patologia renale, confrontando i nostri risultati con quelli riportati in letteratura. Le particolari caratteristiche chimico-fisiche del mezzo di contrasto adoperato, in associazione all'utilizzo di software specifici di cui sono dotati oramai gran parte degli apparecchi ecografici di fascia medio-alta, appaiono vantaggiose soprattutto nella valutazione della patologia ischemica, di quella traumatica e nella tipizzazione delle lesioni cistiche renali.

Altra applicazione oramai validata è rappresentata dal follow-up del rene trapiantato, permettendo l'identificazione di eventuali complicanze precoci e/o tardive anche con l'utilizzo di indici di perfusione.

Applicazioni più recenti sono rappresentate dal tentativo di tipizzare le lesioni solide renali e di definire il parametro T nella stadiazione delle lesioni vescicali.

Utilizzo ancora *off label* del prodotto è rappresentato dalla valutazione del reflusso vescico-ureterale in età pediatrica e, più in generale, da ogni applicazione in campo pediatrico.

Gli Autori, illustrando la propria esperienza, basandosi su una valutazione di tipo retrospettivo della propria casistica, sperano di aver fatto un lavoro utile per coloro, cultori della materia o neofiti, che si dedicano o hanno intenzione di dedicarsi all'utilizzo delle microbolle nella quotidiana sfida diagnostica che li attende ed esprimono un profondo ringraziamento per la collaborazione sia ai colleghi della propria Unità Operativa, in particolare alla d.ssa Simonetta Pascoli, instancabile propugnatrice della metodica, che al T.S.R.M. Carlo Pace per l'assistenza informatica necessaria allo sviluppo del presente contributo.

Roma, aprile 2012

G. Regine
M. Atzori
R. Fabbri

Indice

Capitolo 1

Introduzione

Sommario

In letteratura sono reperibili numerosi studi in merito all'utilizzo del mezzo di contrasto (mdc) ecografico di II generazione nella patologia epatica, ma negli ultimi anni è incrementato il numero di pubblicazioni inerenti le applicazioni su altri organi: rene, tenue, pancreas, testicoli e prostata [1].

Il motivo di ciò è da ricercare nelle particolari caratteristiche chimico-fisiche intrinseche del mezzo di contrasto adoperato. Infatti, la molecola impiegata è costituita da microbolle di esafloruro di zolfo, di diametro compreso tra i 3 e 5 micrometri. A causa delle loro dimensioni, una volta introdotte nel torrente ematico le microbolle non possono diffondere negli spazi extravascolari: assumono così le caratteristiche di mezzo di contrasto *blood-pool*, ma possono superare la membrana alveolo-capillare polmonare e quindi essere eliminate in modo prevalente per via respiratoria. Tale via di eliminazione rende il mdc di II generazione particolarmente indicato nei pazienti nefropatici, in quanto la molecola è sprovvista di nefrotossicità [2].

G. Regine, M. Atzori, R. Fabbri, *Ecocontrastografia dell'apparato urinario,* © Springer-Verlag Italia 2012

Altra caratteristica del mdc di II generazione è la bassissima incidenza di reazioni allergiche rispetto ai mezzi di contrasto iodati e a base di gadolinio.

Attualmente, le controindicazioni al suo utilizzo sono: infarto del miocardio recente (<7 giorni), shunt destro-sinistro, ipertensione polmonare di grado severo, gravidanza, allattamento e cardiopatia grave (III/IV classe) [3].

Per l'esecuzione di un esame ecocontrastografico è possibile avvalersi di un'ampia gamma di software intriseci all'apparecchiatura. La tecnica maggiormente adoperata attualmente è detta conservativa o non distruttiva: la pressione acustica applicata non distrugge le microbolle, ma le fa oscillare in modo non lineare generando un'ecoamplificazione del segnale ultrasonografico. La pressione acustica si identifica con l'indice meccanico (MI). La tecnica conservativa sfrutta un MI basso (*low MI*): ciò a differenza di quanto avveniva in passato quando, con la tecnica distruttiva, il segnale ecografico amplificato si otteneva, dopo avere distrutto le microbolle, adoperando un indice meccanico elevato, ma con un'intensità del segnale di minor durata [2, 4].

1.1   Tecnica di studio

In accordo con gli studi riportati in letteratura, la tecnica di studio della patologia dell'apparato urinario da noi adoperata consta di una valutazione basale, integrata eventualmente con color-Doppler, seguita da una fase contrastografica: si utilizza un accesso venoso periferico, di solito la vena antecubitale del braccio, somministrando un primo bolo di 1,2 ml di Sonovue (Bracco SpA, Milano, Italia), seguito da 10 ml di soluzione salina integrata, se necessario, da un secondo bolo analogo.

Gli apparecchi ecografici da noi utilizzati appartengono alla gamma Siemens Sequoia (Siemens Medical Solutions USA Inc., Mountain View, CA), con tecnologia CPS (*Cadence Pulse Sequencing technology*) e basso indice meccanico (<0,2) [4].

La valutazione ecocontrastografica è stata acquisita, previa registrazione su sistema PACS (*Picture Archiving and Communication System*), in tecnica dinamica (*real time imaging*) per un periodo variabile, a seconda dell'organo, tra 2 e 5 minuti, con una fase arteriosa precoce (momento in cui si apprezza l'arrivo delle microbolle nel peduncolo vascolare renale più i successivi 20 secondi), una fase arteriosa tardiva (sino a circa 40 secondi) e una fase tardiva (sino a 5 minuti) [1, 3]. L'esame ecocontrastografico è quindi multifasico, come la TC (Tomografia Computerizzata) e la RM (Risonanza Magnetica), ma permette, una volta distrutte le microbolle tramite segnale color-Doppler (utilizzando, se necessario, un secondo bolo), una più mirata valutazione dell'organo sede della lesione: in base a ciò è da considerarsi anche una procedura dinamica [5, 6].

1.2   Semeiotica

Il rene, organo riccamente vascolarizzato, presenta nelle fasi arteriose precoce e tardiva una rapida e intensa amplificazione del segnale ecografico in tutto il parenchima, ad eccezione della midollare; successivamente, nella fase tardiva, si apprezza un'omogenea impregnazione di tutto il parenchima renale [5-7].

Le alterazioni parenchimali si possono manifestare come aree di mancata vascolarizzazione durante tutte le varie fasi dell'esame (ischemia, infarti, flogosi, lesioni traumatiche), a margini più o meno netti, di forma triangolare, lineare o irregolare, oppure come zone di aumentata impregnazione durante una o più fasi dell'esame o di impregnazione ridotta sia in fase arteriosa che tardiva. Tali aspetti variabili possono, se correttamente correlati tra loro, aiutare non solo nell'identificazione, ma anche nella caratterizzazione della lesione [5-8].

Per comodità abbiamo suddiviso la nostra esperienza in tre gruppi di applicazioni, ognuno dei quali presenta aspetti di tecnica e patologie diverse:
1) renale;
2) vie urinarie e vescica;
3) valutazione del reflusso vescico-ureterale.

Bibliografia

1. Claudon M, Cosgrove D, Albrecht T et al (2008) Guidelines and good clinical practice recommendations for contrast enhanced ultrasound (CEUS), update 2008. Ultraschall Med 29:28-44
2. Quaia E (2007) Microbubble ultrasound contrast agents: an update. Eur Radiol 17:1995-2008
3. Prakash A, Tan GJ, Wansaicheong GK (2011) Contrast enhanced ultrasound of kidneys. Pictorial essay. Med Ultrason 13:150-156
4. Wilson SR, Burns PN (2010) Microbubble-enhanced US in body imaging: what role? Radiology 257:24-39
5. Siracusano S, Bertolotto M, Ciciliato S et al (2011) The current role of contrast-enhanced ultrasound (CEUS) imaging in the evaluation of renal pathology. World J Urol 29:633-638
6. Setola SV, Catalano O, Sandomenico F, Siani A (2007) Contrast-enhanced sonography of the kidney. Abdom Imaging 32:21-28
7. Siracusano S, Quaia E, Bertolotto M et al (2004) The application of ultrasound contrast agents in the characterization of renal tumors. World J Urol 22:316-322
8. Valentino M, Serra C, Zironi G et al (2006) Blunt abdominal trauma: emergency contrast-enhanced sonography for detection of solid organ injuries. AJR Am J Roentgenol 186:1361-1367

Capitolo 2
Rene

Sommario

Le applicazioni dell'uso del mezzo di contrasto (mdc) di II generazione in ambito puramente renale riguardano le seguenti patologie: ischemica, traumatica, flogistica ed espansiva (comprendendo in quest'ultima sia le formazioni di aspetto cistico che quelle solide).

Un'ulteriore applicazione riguarda il rene trapiantato: in tale ambito è oggi possibile avvalersi di software di analisi quantitativa, allo scopo di definire i livelli di perfusione parenchimale, determinando le curve intensità/tempo.

G. Regine, M. Atzori, R. Fabbri, *Ecocontrastografia dell'apparato urinario*, © Springer-Verlag Italia 2012

2.1   Patologia ischemica

L'utilizzo dell'ecocontrastografia nella valutazione dell'ischemia renale presenta livelli di accuratezza diagnostica sovrapponibili a quelli della TC (Tomografia Computerizzata). Le esperienze di diversi Autori confermano che la performance diagnostica della metodica è elevata e che il valore aggiunto è dato dal mancato utilizzo di un mezzo di contrasto potenzialmente nefrotossico in pazienti che, a causa della patologia specifica, potrebbero presentare già una compromissione della funzionalità renale (calcolata sempre in base al valore del filtrato glomerulare), oltre al fatto che non si utilizzano radiazioni ionizzanti [1-3].

Dopo infusione del mdc, l'area ischemica si manifesta come una zona ben delimitata che non mostra potenziamento post-contrastografico durante tutte le varie fasi dell'esame. La buona risoluzione spaziale permette inoltre di differenziare tra infarto renale e ischemia corticale, che si caratterizza per la presenza di impregnazione delle strutture vascolari segmentarie, interlobari e arciformi, mentre non è apprezzabile a livello dei vasi interlobulari della corticale [1-5].

La nostra esperienza conferma quanto riportato dalla letteratura: in una serie di 16 pazienti con area ischemica identificata a un precedente esame TC multistrato (TCms), abbiamo ottenuto in 13 casi un quadro sovrapponibile all'esame di riferimento in II giornata, mentre nei restanti 3 il sopraggiungere e/o l'aggravarsi di problemi cardiocircolatori non ha reso possibile l'esecuzione dell'esame. Tale osservazione ci ha spinto a proseguire il follow-up del reperto utilizzando, per questi pazienti, unicamente l'esame ecocontrastografico sino alla sua risoluzione, che è stata confermata da una valutazione con TCms che ha mostrato una perfetta sovrapponibilità tra le due tecniche di imaging. Tale situazione si è evidenziata in 8 dei 13 pazienti monitorizzati; nei restanti 5, persistendo l'area ischemica e l'associata retrazione parenchimale, il follow-up è stato effettuato solo con l'esame ecocontrastografico (Fig. 2.1).

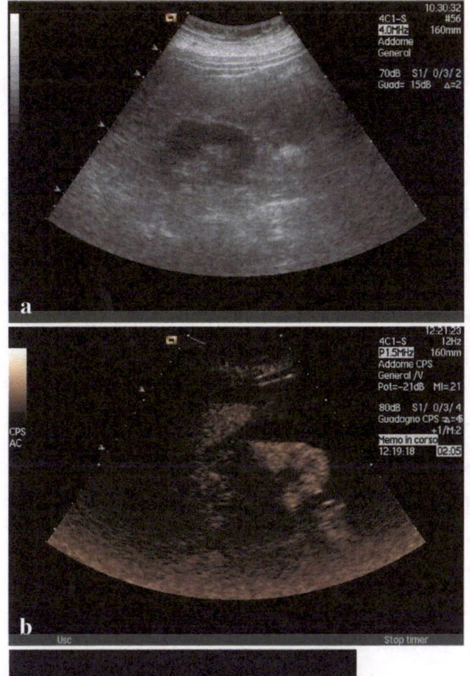

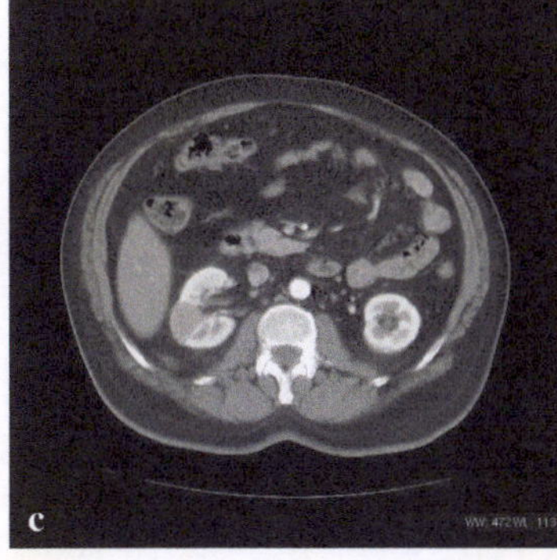

FIGURA 2.1 **a-c** Esame basale sostanzialmente negativo; quello ecocontrastografico in fase tardiva identifica un'area avascolare triangolare con base corticale di riferimento ischemico (**a, b**). **c** La fase cortico-midollare della TCms mette in evidenza un reperto del tutto sovrapponibile a quello dell'esame ecocontrastografico

2.2   Patologia traumatica

Appare fondamentale, quando si parla di trauma, definire l'entità dello stesso. In caso di trauma maggiore l'esame ecocontrastografico non è la procedura di prima scelta: questo tipo di paziente deve essere necessariamente valutato con la TCms, tecnica che presenta i vantaggi di un'elevata risoluzione spaziale e temporale, della copertura di ampi volumi corporei, a strato sottile, dell'esecuzione rapida e della possibilità di effettuare ricostruzioni 2D e 3D [6, 7].

L'ecocontrastografia è indicata nel trauma minore o nei traumi maggiori, in pazienti stabili, per il follow-up di lesioni renali evidenziate all'esame TCms. Sia dalla revisione della letteratura [6, 8] che in base alla nostra casistica, l'ecocontrastografia permette di identificare in modo semplice e rapido le varie tipologie di lesione renale: la lacerazione si presenta come un'area avascolare a margini più o meno irregolari, che si estende in maniera variabile nel parenchima sano (Fig. 2.2); nei casi gravi non è possibile riconoscere il normale aspetto renale. L'ematoma peri- e pararenale è visibile con possibile evidenza di sanguinamento attivo, spesso associato alla lacerazione, testimoniato dal *blush* del mdc, apprezzabile nella fase precoce dell'esame (Fig. 2.3). La lesione del peduncolo vascolare si caratterizza per una completa mancata impregnazione post-contrastografica del parenchima. Quest'ultima evenienza, così come le lesioni renali di alto grado, sono difficilmente apprezzabili con l'ecocontrastografia, in quanto di solito si manifestano in pazienti politraumatizzati e/o instabili [7].

Nella nostra esperienza abbiamo valutato, nell'arco di un biennio, 255 pazienti stabili con trauma chiuso minore, con e senza ematuria, e abbiamo identificato tramite ecocontrastografia 28 lesioni confermate alla TCms defi-

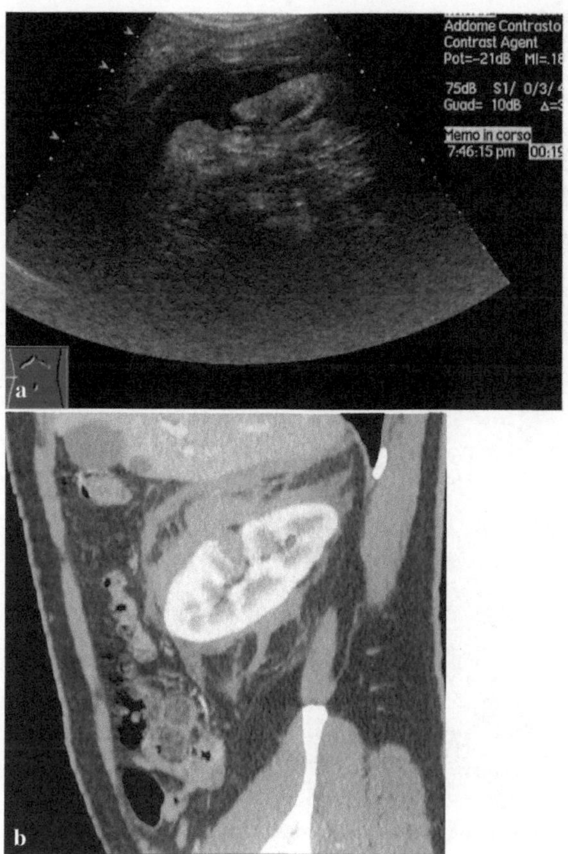

FIGURA 2.2 **a** Lacerazione del III medio del rene di destra: l'esame eco-contrastografico evidenzia una sottile area lineare avascolare con l'ematoma perirenale. **b** Valutazione con TCms, dopo infusione di mdc e.v., dello stesso caso della Figura 2.2 a con reperti sostanzialmente analoghi

nendo, in rapporto ai quadri comparati, tre gradi di danno: minore (corrisponde sostanzialmente al grado 1 dell'*American Association for the Surgery of Trauma - AAST*), medio (corrisponde ai gradi 2 e 3 della classificazione AAST) e alto (corrisponde ai gradi 3 e 4 della

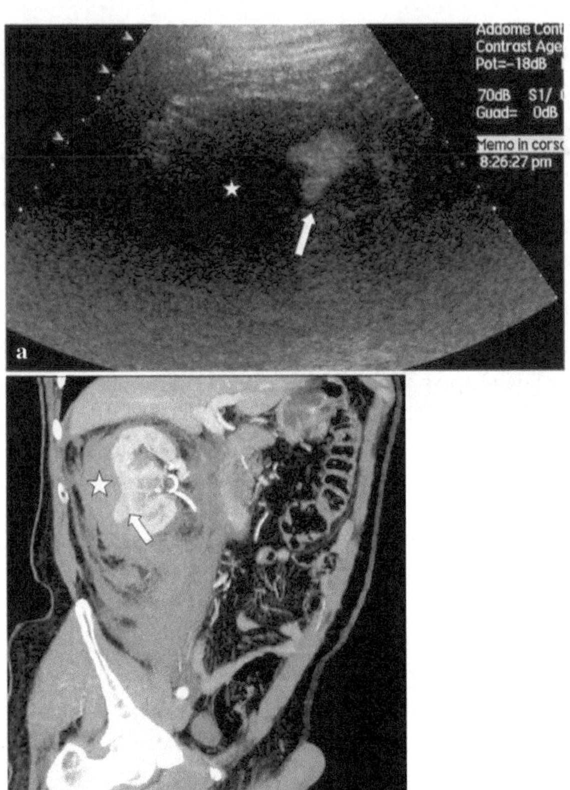

FIGURA 2.3 **a** L'immagine statica, estrapolata dalla ripresa dinamica in videoclip, mette in evidenza sia un vasto ematoma pararenale (*stella*) che uno stavaso attivo (*blush*) di mdc ecocontrastografico (*freccia*) di una lesione dei vasi corticali renali dopo litotrissia. **b** Valutazione con TCms (ricostruzione mpr) del caso della Figura 2.3 a con identificazione degli stessi reperti evidenziati all'esame ecocontrastografico: ematoma pararenale (*stella*) e *blush* (*freccia*)

della classificazione classificazione AAST) [7]. L'esperienza ha definito inoltre che nei casi di trauma minore, con lesioni costali associate, di manovra "parachirurgica" sul rene (litotrissia, biopsia, nefrostomie ecc.), con ematuria, anemizzazione rapida e progressiva, l'ecografia basale deve essere sempre integrata dalla valutazione ecocontrastografica. Il limite fondamentale della metodica risiede nella mancata valutazione dell'integrità della via escretrice urinaria in rapporto alla mancata escrezione per tale via del mdc. Altra applicazione è quella del follow-up: vista la sovrapponibilità diagnostica dell'ecocontrastografia con la valutazione TCms, è mandatorio, in base sia alla nostra casistica che ai dati presenti in letteratura [1, 6-8], eseguire il monitoraggio dell'evoluzione della lesione traumatica renale con esame ultrasonografico contrastografico, perseguendo così una serie di obiettivi: mancata irradiazione di pazienti (spesso giovani), mancata utilizzazione di sostanze nefrotossiche, adeguata accuratezza diagnostica e risparmio economico.

2.3   Rene trapiantato

L'ecografia con mdc (CEUS) rappresenta una metodica non invasiva, valida nell'individuazione delle complicanze vascolari e non vascolari del rene trapiantato [1, 3, 5, 9]. Le complicanze post-trapianto possono essere precoci e tardive. Le complicanze precoci compaiono nella prima settimana dopo il trapianto e includono: rigetto acuto, necrosi tubulare, ematomi, pielonefriti, ascessi, urinomi, ostruzioni ureterali, complicanze vascolari [10, 11]. Le complicanze tardive compaiono a partire da alcune settimane dopo il trapianto e includono: rigetto cronico, ostruzioni ureterali, cisti, carcinomi e complicanze legate alla terapia immunosoppressiva, quali linfomi e carcinomi, e infezioni opportunistiche del rene trapiantato [10-13]. Nell'adulto il rene trapiantato viene collocato in sede eterotopica extraperitoneale in fossa iliaca con anastomosi termino-laterale tra l'arteria renale e l'arteria iliaca esterna o comune e la vena renale e la vena iliaca esterna. L'anastomosi uretero-vescicale avviene solitamente in prossimità del trigono, con creazione di un tunnel sottomucoso che impedisce il reflusso.

2.3.1 Raccolte fluide perirenali e renali

Sono frequenti e includono ematoma, linfocele (tardivo), sieroma (precoce), ascesso e urinoma. All'ecocontrastografia tali raccolte appaiono prive di *enhancement*: con tale procedura è possibile delinearle e stabilire le relazioni anatomiche con le strutture adiacenti. In aggiunta, la metodica può essere di ausilio in caso di puntura e drenaggio.

2.3.2 Complicanze vascolari

Stenosi dell'arteria renale e dell'arteria iliaca
La prima è apprezzabile solitamente in sede perianastomotica, rappresenta la complicanza vascolare più frequente e può avvenire sia in fase precoce che tardiva. La complicanza stenotica è causa di insorgenza di ipertensione arteriosa post-trapianto. In caso di stenosi emodinamicamente significativa, l'ecocontrastografia evidenzia difetti di perfusione del parenchima renale [1, 9, 11, 14] (Fig. 2.4).

Trombosi dell'arteria renale
La trombosi dell'arteria renale è una complicanza vascolare immediata da cause sistemiche o chirurgiche. Determina infarto renale con mancato *enhancement* parenchimale ed *enhancement* capsulare [1, 10, 15].

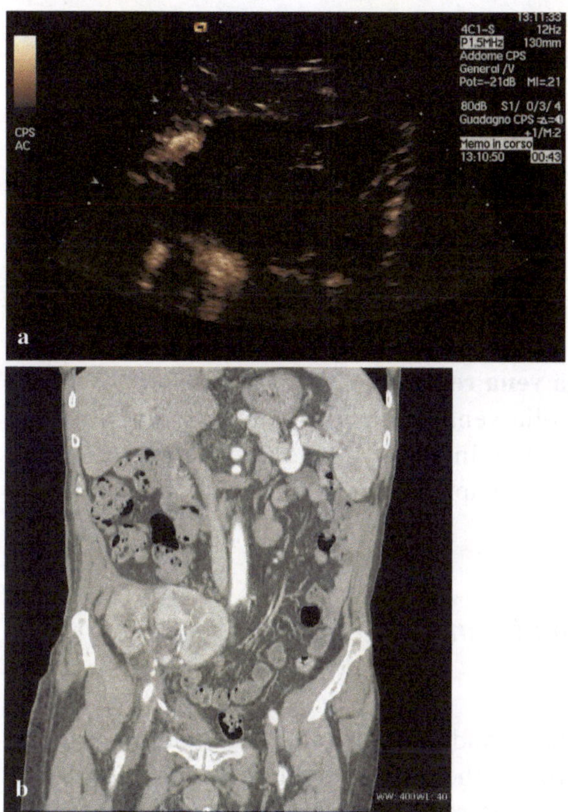

FIGURA 2.4 **a** Rene trapiantato con stenosi dell'anastomosi arteriosa ilia-co-renale: all'esame ecocontrastografico si apprezza una diffusa riduzio-ne della perfusione parenchimale. **b** La TCms (ricostruzione coronale) conferma la presenza di area di ridotta impregnazione dopo infusione di mezzo di contrasto

Fistole arterovenose e pseudoaneurismi intrarenali
Tali complicanze sono iatrogene in seguito a biopsia per-cutanea. Le prime in seguito a lacerazione artero-venosa, i secondi dopo lesione esclusivamente arteriosa [11-13].

Pseudoaneurismi extrarenali
Solitamente asintomatici, sono correlati alla tecnica chirurgica e raramente sono di natura infettiva.

Trombosi della vena renale
Complicanza precoce da tecnica chirurgica inadeguata o da cause sistemiche, o tardiva da rigetto cronico. È possibile visualizzare il trombo e l'effetto nefrografico persistente in fase tardiva.

Stenosi della vena renale
La stenosi della vena renale è infrequente ed è dovuta a tecnica chirurgica inadeguata o ad alterazioni perirenali, quali fibrosi o compressione estrinseca da masse perirenali [12, 13].

2.3.3 Complicanze urologiche

Urinoma
Complicanza secondaria a stravaso ureterale in seguito a rigetto, necrosi ischemica ureterale o tecnica chirurgica inadeguata. L'urografia TC (uroTC) o l'urografia RM (uroRM) possono evidenziare il *leak* ureterale e il passaggio di mdc nella raccolta. La CEUS delimita la raccolta come massa priva di *enhancement*, ma non identifica la sede dello stravaso, in quanto priva della fase pielografica [12, 13, 15].

Stenosi ureterali
In tali evenienze la CEUS non ha ruolo. Sono valutabili con uroTC o uroRM.

Rigetti acuto e cronico
Il rigetto acuto e la necrosi tubulare acuta sono le cause

più frequenti di insuccesso del trapianto. Compare un'alterazione della differenziazione corticomidollare e un ridotto effetto nefrografico post-contrastografico. Il rigetto cronico è causato da una vasculite sclerosante e da fibrosi interstiziale, che determinano ridotta perfusione renale [12, 16].

La CEUS rappresenta nei pazienti trapiantati una metodica rapida, non invasiva, ripetibile e priva di effetti negativi sulla funzionalità renale. Il mdc utilizzato è *blood pool* e pertanto dimostra lo stato di perfusione parenchimale in caso di sospetta complicanza vascolare o di rigetto, integrando i reperti color-Doppler. Utile nella delimitazione e nel monitoraggio delle raccolte, non fornisce alcuna informazione in caso di complicanze urologiche, in quanto non è presente la fase escretrice [5, 15].

2.4 Patologia flogistica

Nelle flogosi il ricorso all'imaging è spesso utilizzato nel sospetto o nella certezza di una complicanza, locale e/o sistemica, al fine di definirne la natura e l'estensione ed eventualmente per identificarne la causa [17]. La tecnica di imaging d'elezione è rappresentata dalla TCms con infusione di mdc endovena (e.v.), ma sempre maggiori osservazioni presenti in letteratura riconoscono all'ecocontrastografia uguale accuratezza diagnostica, con i vantaggi della mancata esposizione a radiazioni ionizzanti e dell'utilizzo di un mezzo di contrasto privo di nefrotossicità [1, 5, 9, 17, 18].

Non ci soffermeremo sul corredo clinico-laboratoristico della flogosi renale, la cui considerazione è comunque elemento diagnostico fondamentale, ma abbiamo cercato di definire il ruolo dell'ecocontrastografia nella diagnosi differenziale tra pielonefrite focale e ascesso e tra pielonefrite focale e un'area ischemica, monitorandone gli eventuali esiti. Ciò è fondamentale per una corretta gestione terapeutica del paziente.

Nella nostra esperienza (19 pazienti), la pielonefrite focale si presentava come un'area ipoecogena, quindi non vascolarizzata, a localizzazione corticale o corticomidollare che appariva meglio definibile nella fase parenchimale. In accordo con la letteratura [4, 17, 18], il reperto descritto può essere quanto mai variabile e spesso un aiuto dirimente può venire dalla valutazione delle due fasi precedenti; infatti, in 16 pazienti su 19 con sospetta pielonefrite focale, la lesione si presentava ipoecogena nella fase arteriosa, per poi divenire isoecogena al parenchima nella fase arteriosa tardiva e infine virare in fase parenchimale tardiva nuovamente verso l'ipoecogenicità. In 5 dei 13 pazienti, in queste zone ipoecogene di forma più o meno triangolare si apprezzavano delle aree rotondeggianti caratterizzate da aspetto avascolare, alcune delle quali presentavano impregnazione periferica e con un aspetto di tipo ascessuale (Fig. 2.5). Nei restanti 3 pazienti, la valutazione ecocontrastografica evidenziava in modo prevalente una o più lesioni di tipo ascessuale che si associavano a *bulging* corticale e a reazione fluida perirenale. Il follow-up ha mostrato in tutte le forme di pielonefrite senza microascessi, la completa risoluzione; viceversa, nei quadri caratterizzati dalla presenza di ascessi abbiamo apprezzato una retrazione parenchimale con evidenza nel contesto di uno *scar* fibrotico e settoriali aree di atrofia parenchimale. Ricordiamo che la metodica permette la diagnosi differenziale tra pielonefrite focale e ischemia, come già detto nel paragrafo delle lesioni infartuali. Appare auspicabile, quindi, un maggiore utilizzo della metodica nello studio della patologia flogistica, integrando, in caso di sospetto clinico, l'esame basale con l'utilizzo del mdc

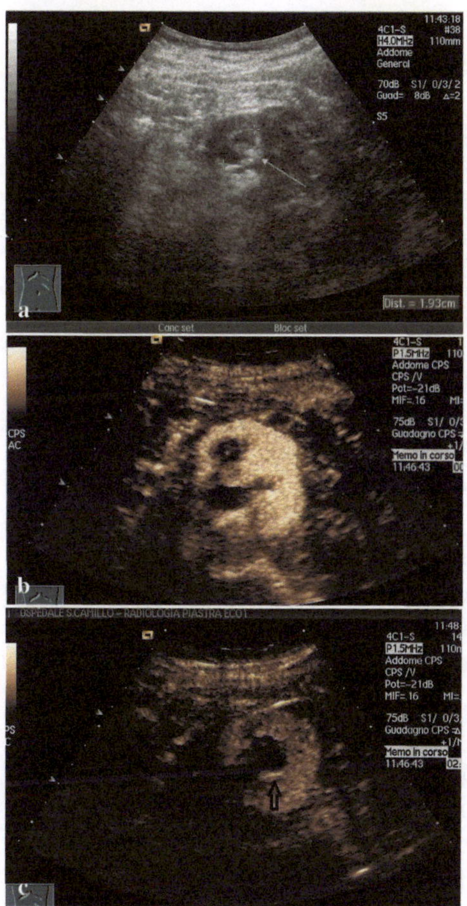

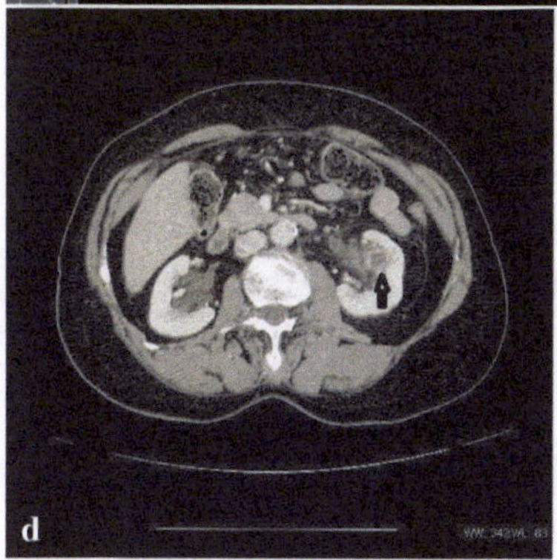

FIGURA 2.5 **a-d** Valutazione di formazione ascessuale in sede parapielica del rene di sinistra. Esame basale (**a**), fase arteriosa (**b**), fase parenchimale tardiva (**c**): delimitazione di formazione ascessuale, sospettata all'esame basale e che all'esame ecocontrastografico tardivo identifica anche area di impregnazione periferica (*freccia*). **d** Stesso caso valutato alla TCms: delimitazione della capsula ascessuale (*freccia*)

e.v. in modo da potenziarne l'accuratezza diagnostica, che altrimenti resta notevolmente inferiore a quella della TCms; ciò anche in virtù dei vantaggi descritti a inizio paragrafo, oltre che alla possibilità della contemporanea identificazione di eventuali causa scatenanti (urolitiasi).

2.5   Lesioni solide

Numerosi studi presenti in letteratura [19-21] hanno valutato l'affidabilità diagnostica della tecnica non solo nell'identificazione della lesione, ma anche nella sua caratterizzazione. Attualmente, appare certo che l'utilizzo dell'ecocontrastografia è mandatorio nel caso in cui l'esame in B-Mode non sia stato conclusivo e/o dirimente, in quanto l'integrazione delle due tecniche aumenta notevolmente l'accuratezza diagnostica [5, 9].

Una volta identificata la lesione, il passo successivo è rappresentato, come si diceva, dalla sua caratterizzazione. Si tratta di un aspetto fondamentale, in quanto negli ultimi anni sia per una maggiore disponibilità di apparecchiature performanti che per una maggiore propensione a eseguire esami di routine, ci si è trovati di fronte a un incremento numerico di soggetti con lesioni renali, spesso piccole e difficilmente tipizzabili. Da ciò è derivato un aumentato ricorso alla chirurgia, anche per lesioni che all'istologia non sempre risultano maligne.

Bisogna ricordare che, dal punto di vista istologico, le lesioni solide del rene si dividono in maligne e benigne. Il carcinoma renale presenta diversi sottotipi istologici: tra i più frequenti ricordiamo quelli a cellule chiare (70-80%), a cellule papillari (10-15%), a cellule cromofobe (5%), il carcinoma midollare e quello dei dotti collettori (1-2%). Tra le lesioni benigne si annoverano l'angiomiolipoma e l'oncocitoma, che a volte è da considerare come una lesione borderline. Le varie forme presentano aspetti macroscopici diversi (necrotici, emorragici, di degenerazione cistica), mentre dal punto di vista microscopico si apprezzano livelli di cellularità variabili che influenzano la componente vascolare. Altro aspetto da considerare è quello del pattern di crescita, che è di tipo espansivo soprattutto nelle forme a cellule chiare, papillari e cromofobe, mentre è di tipo infiltrativo nel carcinoma dei dotti collettori e midollare [22]. Un ulteriore aspetto di caratterizzazione è quello rappresentato dalla presenza della pseudocapsula, tipica del pattern espansivo, costituita da tessuto fibroso periferico, secondario allo sviluppo di fenomeni ischemici e di necrosi da parte del tessuto sano limitrofo alla lesione [23]. I diversi Autori che hanno adoperato la metodica nella valutazione delle masse renali, pur presentando casistiche numericamente variabili [19, 20, 24, 25] sono sostanzialmente concordi nel definire alcuni aspetti semeiologici in grado di fornire un aiuto nella caratterizzazione della lesione in base al diverso aspetto istologico della stessa: grado di vascolarizzazione, entità del washout e, infine, presenza o meno di pseudocapsula. Le forme a cellule chiare, secondo la maggior parte degli Autori citati, presentano nella fase arteriosa precoce un *enhancement* disomogeneo che a volte appare relativamente meno intenso rispetto a quello del parenchima sano limitrofo; nella fase arteriosa tardiva la lesione diviene più omogenea a causa del washout, per poi tendere in fase tardiva verso un aspetto più ecogeno, ma con una capsula periferica riccamente vascolarizzata definita pseudocapsula (Fig. 2.6). Le forme a cellule papillari presentano un potenziamento post-contrastografico minimo in fase arteriosa tardiva, ma comunque disomogeneo, con successivo continuo e costante washout nella fasi seguenti, con la massa che tende ad assumere un aspetto più ipoecogeno rispetto al parenchima sano circostante e con possibile identificazione della pseudocapsula (Fig. 2.7) [21, 25, 26].

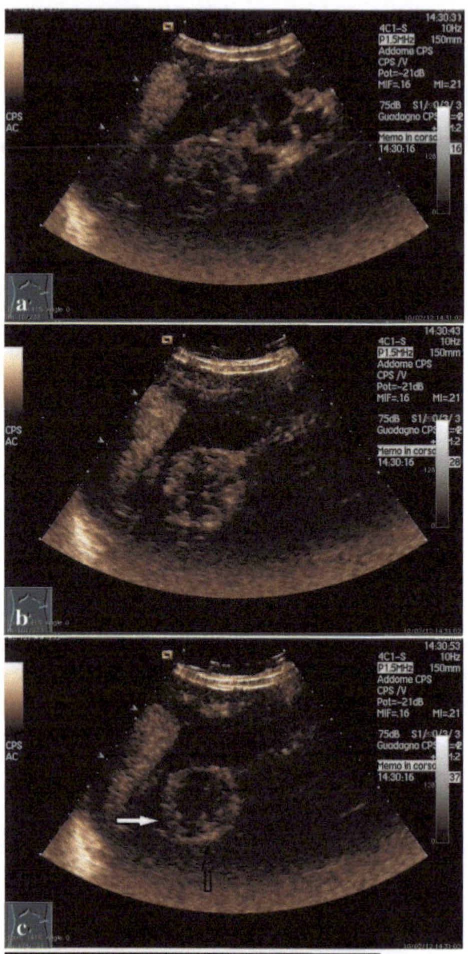

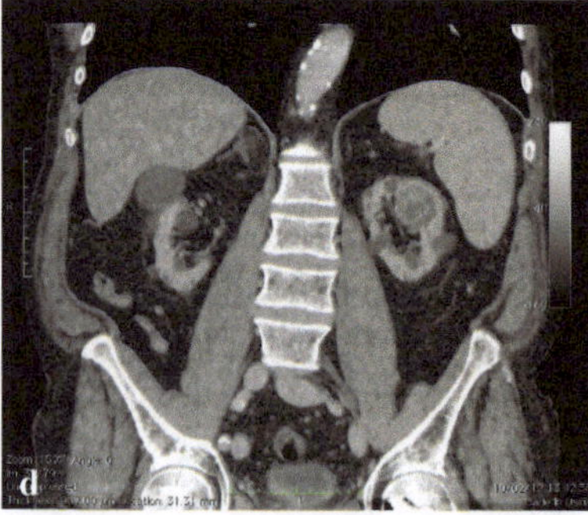

FIGURA 2.6 **a-c** Aspetto ecocontrastografico di una lesione a cellule chiare del polo superiore del rene di sinistra: da notare l'identificazione in fase tardiva della pseudocapsula (*frecce*).
d Corrispettivo all'esame TCms: ricostruzione coronale in fase parenchimale

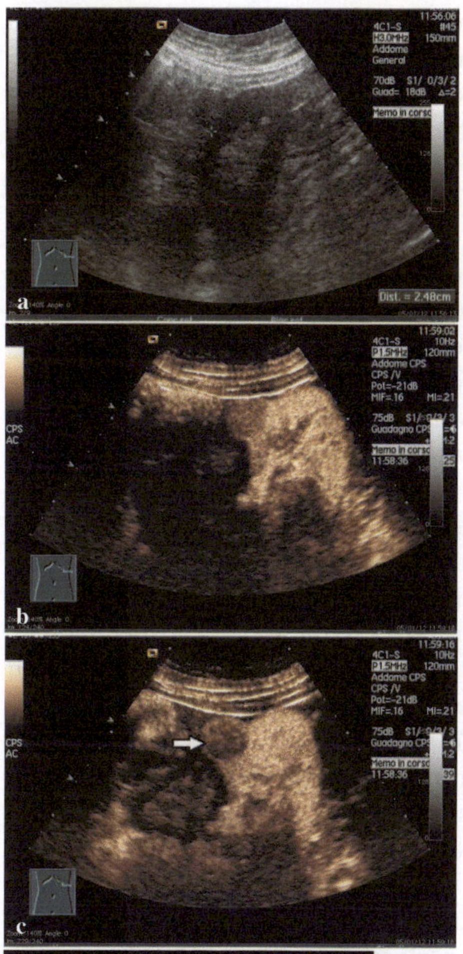

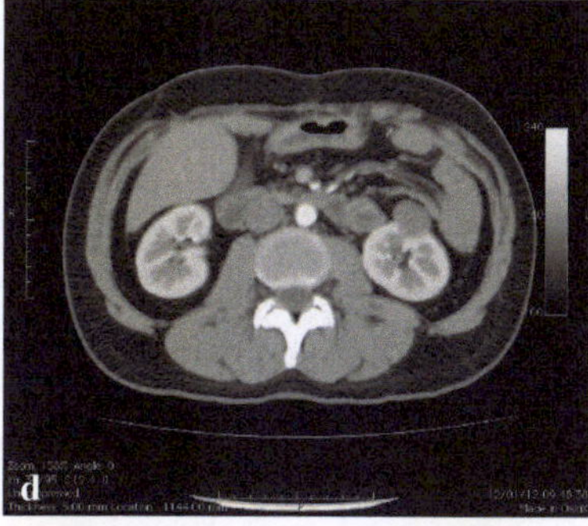

Figura 2.7 **a-d** Lesione polare superiore del rene di sinistra. **a** Esame basale: area nodulare corticale. All'ecocontrastografia si apprezza scarso potenziamento post-contrastografico sia in fase arteriosa (**b**) che tardiva (**c**), così come all'esame TCms post-contrastografico (**d**). La valutazione istologica ha diagnosticato una forma di tipo papillare

L'angiomiolipoma in ecocontrastografia presenta un omogeneo e prolungato potenziamento post-contrastografico, anche se spesso non manifesta un pattern sicuro e l'ecocontrastografia appare sfavorita rispetto ad altre tecniche di imaging (Fig. 2.8) [19, 26, 27].

L'oncocitoma può presentare in fase arteriosa precoce il tipico aspetto a ruota di carro, con successivo potenziamento omogeneo della lesione in fase arteriosa tardiva, mentre in fase parenchimale diviene isoecogeno con *scar* centrale iperecogeno (Fig. 2.9) [21].

Un altro aspetto da considerare è quello delle dimensioni della lesione: infatti, sembra che il grado e l'aspetto dell'*enhancement* post-contrastografico sia dipendente dalle dimensioni della lesione: alcuni Autori [25, 27, 28] hanno evidenziato che maggiori sono le dimensioni maggiore è la disomogeneità dell'*enhancement* post-contrastografico e che tra i 2 e i 5 cm appare più probabile apprezzare la presenza della pseudocapsula [25].

Numerosi Autori [20, 28-31] hanno integrato gli aspetti qualitativi con quelli quantitativi; vi è la possibilità di comparare in modo automatico, con particolari software, il picco di intensità e quindi creare delle curve intensità/tempo in svariati punti del parenchima renale, potendo paragonare il differente comportamento tra parenchima renale sano e quello sede di una lesione espansiva. Si è notato che le neoplasie a cellule chiare presentano in fase arteriosa precoce un picco di intensità minore rispetto a quello del parenchima renale sano [20].

In realtà, esiste in letteratura una notevole varietà di osservazioni discordanti per quel che riguarda la possibilità di utilizzare l'ecocontrastografia nella caratterizzazione di una lesione renale, in quanto alcuni aspetti come le dimensioni, il grado di necrosi e/o di ialinizzazione della massa, possono ostacolare ogni tipo di tentativo in merito [22, 24].

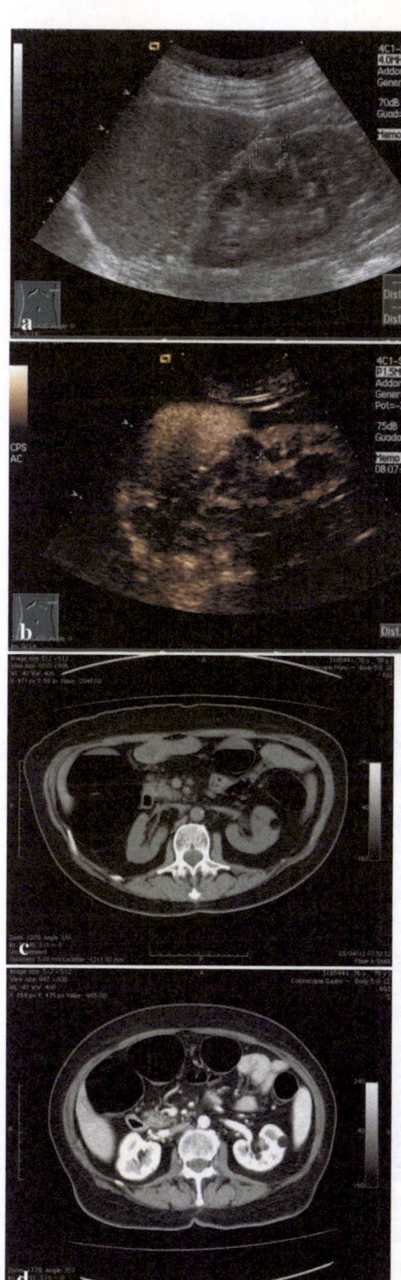

FIGURA 2.8 **a-d** Formazione an-
giomiolipomatosa del rene di
sinistra che appare tenuemente
iperecogena all'esame basale
(**a**), con pattern ecocontrastografico che si caratterizza per
un'assente e/o ridotta impregnazione postcontrastografica
(**b**), mentre la TCms in fase di-
retta (**c**) e post-contrastografica
(**d**) identifica e definisce la natura della lesione. Il caso dimostra la scarsa capacità della metodica nella caratterizzazione
dell'angiomiolipoma

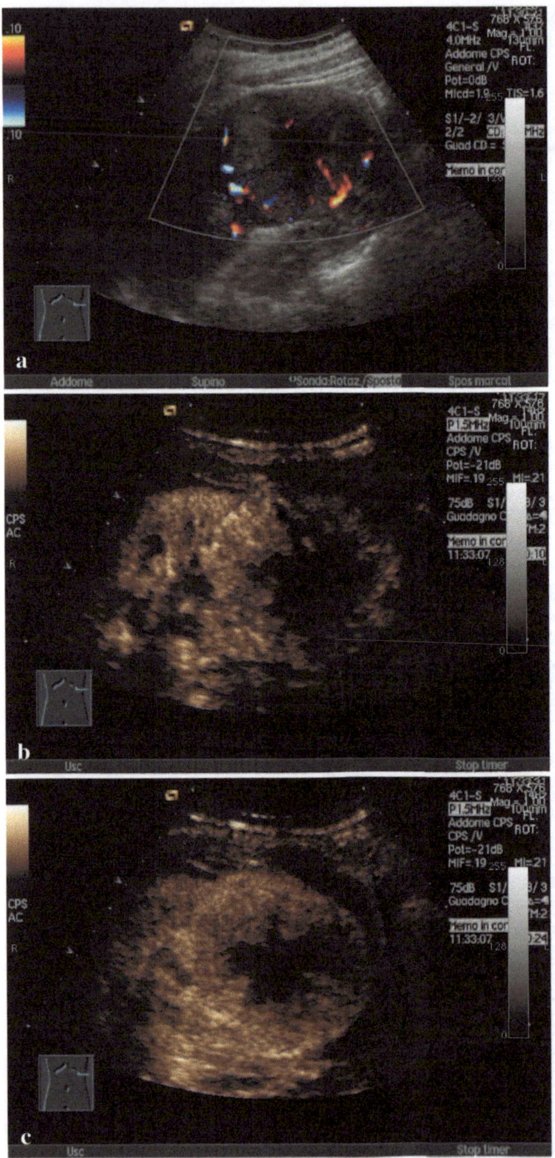

FIGURA 2.9 **a-f** Voluminoso oncocitoma polare inferiore del rene di sinistra valutato sia con ecocolor-Doppler (**a**) che con ecocontrastografia (**b, c**) che con RM (**d-f**) con sequenze T2, T1 con soppressione del tessuto adiposo, secondo piani assiali e coronali dopo infusione di mdc e.v. →

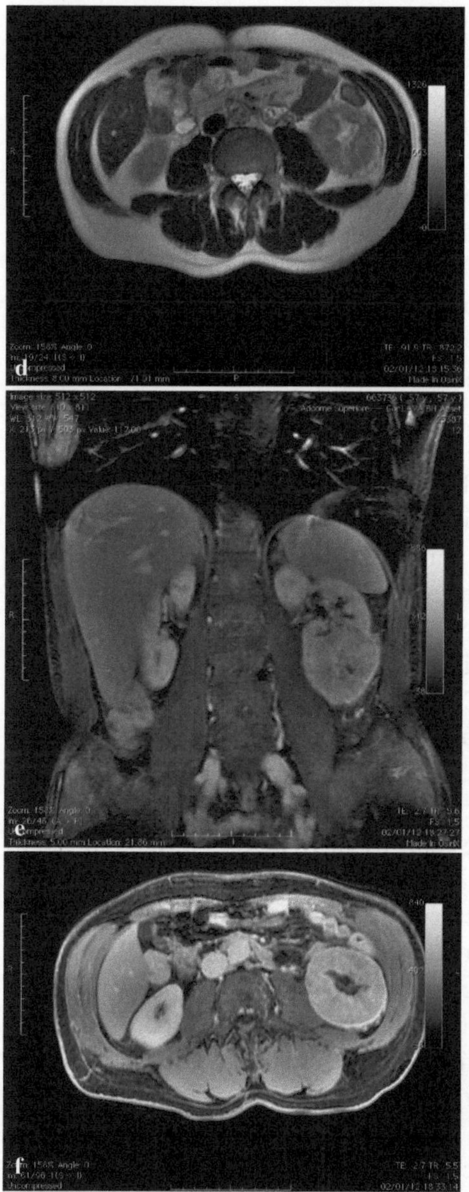

paramagnetico. Ambedue le tecniche contrastografiche sono in grado di evidenziare gli aspetti patognomonici della lesione (aspetto a ruota di carro e cicatrice centrale) fornendo risultati sovrapponibili

Anche la nostra esperienza, che consta di una serie di 47 pazienti valutati nel periodo novembre 2010 - dicembre 2011, ha evidenziato un'oggettiva difficoltà nella caratterizzazione, mentre non sono emersi problemi in rapporto alla *detection*.

Le lesioni identificate all'esame ecocontrastografico sono state classificate, in rapporto al comportamento, in forme a elevata possibilità di malignità (rapido *enhancement* simile a quello renale in fase arteriosa precoce e tardiva, successivo washout ma più lento di quello renale, potenziamento di aspetto disomogeneo) e a intermedia o bassa possibilità di malignità (*enhancement* meno intenso di quello renale in tutte le fasi dell'esame con washout più rapido di quello renale, potenziamento abbastanza omogeneo ma con a volte il riscontro di elementi nodulari). In base a ciò, sono state identificate 34/47 lesioni potenzialmente ad alto grado di malignità, 9/47 lesioni a basso grado di malignità e 4/47 lesioni di aspetto benigno. Tutti i pazienti sono stati avviati a una seconda tecnica di imaging (TCms/RM), con conferma della benignità delle 4 identificate e tipizzate dall'ecocontrastografia (1 pseudolesione, 3 angiomiolipomi); in 42 casi sono stati confermati gli aspetti indicativi per approccio chirurgico escissionale, con identificazione di lesioni metastatiche da linfoma a carico del rene di destra.

Le valutazioni chirurgica e istologica hanno identificato 29/42 tumori a cellule chiare, 8/42 a cellule papillari e 5/42 a cellule cromofobe. Il nostro studio, non integrato dalla valutazione quantitativa in tutti i casi, presenta quindi un limite in quanto, secondo alcuni Autori [20, 27, 28] dall'integrazione degli aspetti qualitativi con quelli quantitativi è possibile ottenere un'accuratezza diagnostica nel discriminare le forme potenzialmente più aggressive, potendo impostare un adeguato piano di trattamento.

Ci preme però sottolineare che il nostro studio ha identificato tutte le lesioni presenti con conferma da seconda tecnica di imaging e/o chirurgica, ha correttamente caratterizzato le lesioni sicuramente benigne, mentre ha lievemente sovrastimato in percentuale quelle ad alto grado di malignità (72% *vs* 69%) nei confronti di quelle a grado di malignità più basso.

L'avvento dei nuovi software di analisi quantitativa potrà aiutarci nel futuro a meglio definire il comportamento della lesione e quindi a stabilire in modo più accurato il grado di aggressività.

2.6   Lesioni cistiche

La valutazione delle formazioni cistiche rappresenta attualmente il principale campo di applicazione dell'ecocontrastografia in ambito renale.

Dalla revisione della letteratura, la metodica appare accettata come principale tecnica di imaging per la caratterizzazione delle lesioni cistiche, con accuratezza diagnostica sovrapponibile a quella della TCms [32, 33]; inoltre, è oramai accettata la possibilità di adoperare anche con l'ecocontrastografia la classificazione di Bosniak, come si usa fare con la TCms [1, 32-34].

Ricordiamo rapidamente che la classificazione di Bosniak riconosce cinque categorie con un progressivo grado di possibile malignità della formazione identificata: le categorie I e II sono caratterizzate da formazioni cistiche semplici senza calcificazioni e ispessimenti parietali nodulari; possono presentare setti sottili senza apprezzabile potenziamento post-contrastografico (Fig. 2.10).

La categoria IIF (dove F sta per follow-up) si caratterizza per la presenza di setti sempre sottili ma più nume-

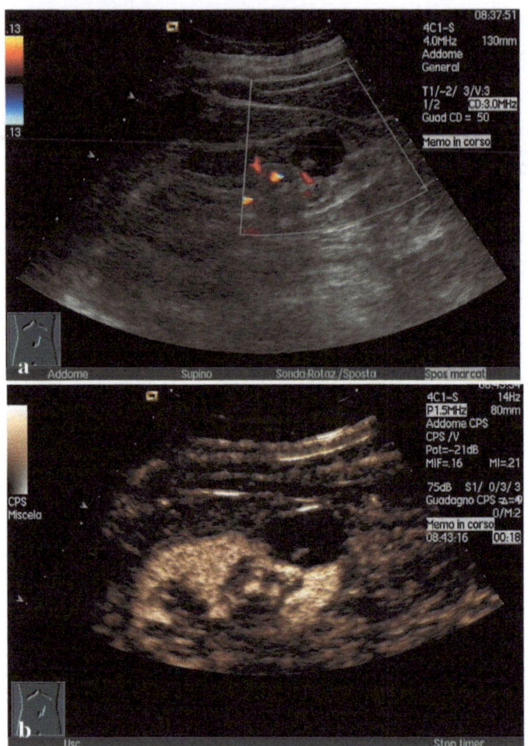

FIGURA 2.10 **a, b** Valutazione di cisti con esile setto interno con esame basale (**a**) e con econtrastografia (**b**) che non mostra ispessimenti focali e/o impregnazione sospetta: cisti di tipo II secondo la classificazione di Bosniak

rosi, con possibili modesti ispessimenti focali che possono manifestare un minimo potenziamento post-contrastografico (Fig. 2.11).

Le categorie III e IV presentano ispessimenti parietali nodulari, calcificazioni, setti interni spessi, con potenziamento post-contrastografico (Fig. 2.12); le due categorie si differenziano in quanto nella IV si apprezza un disomogeneo potenziamento post-contrastografico di

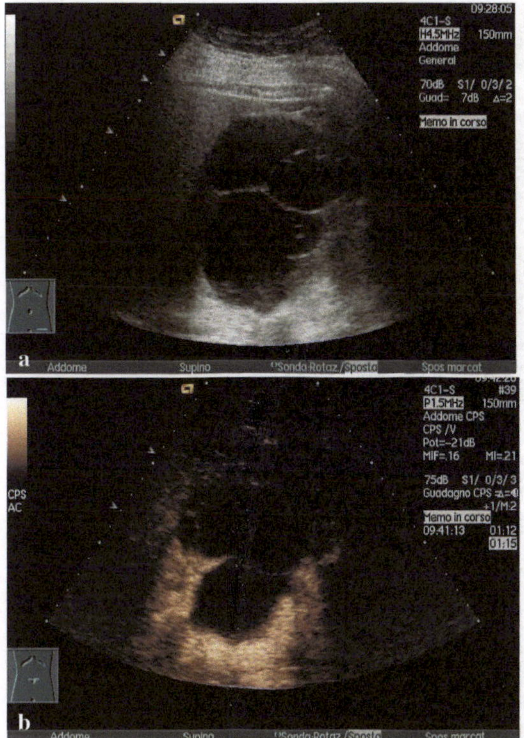

FIGURA 2.11 **a, b** Voluminosa formazione cistica con multipli setti interni studiata con ecografia basale (**a**) e con econtrastografia (**b**) la quale evidenzia un discreto potenziamento dei setti stessi: cisti di tipo IIF secondo la classificazione di Bosniak

tutte le componenti della lesione e non solo dei setti e delle modularità (Fig. 2.13).

L'importanza di questa classificazione risiede nel fatto che le categorie I e II non necessitano di ulteriore valutazione diagnostica, la categoria IIF richiede, a causa di alcuni aspetti borderline, un accurato follow-up temporale, mentre la categoria III impone un approccio chirurgico per ottenere una diagnosi di certezza; l'appartenenza

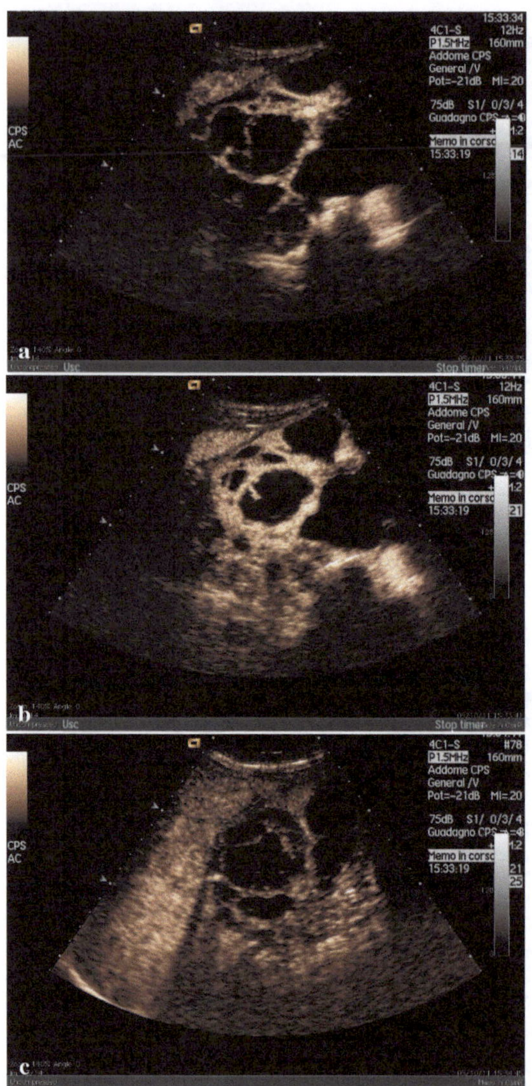

FIGURA 2.12 **a-c** Lesione cistica complessa con numerosi setti ispessiti e noduli che mostrano all'ecocontrastografia vivace potenziamento post-contrastografico: cisti di tipo III secondo la classificazione di Bosniak

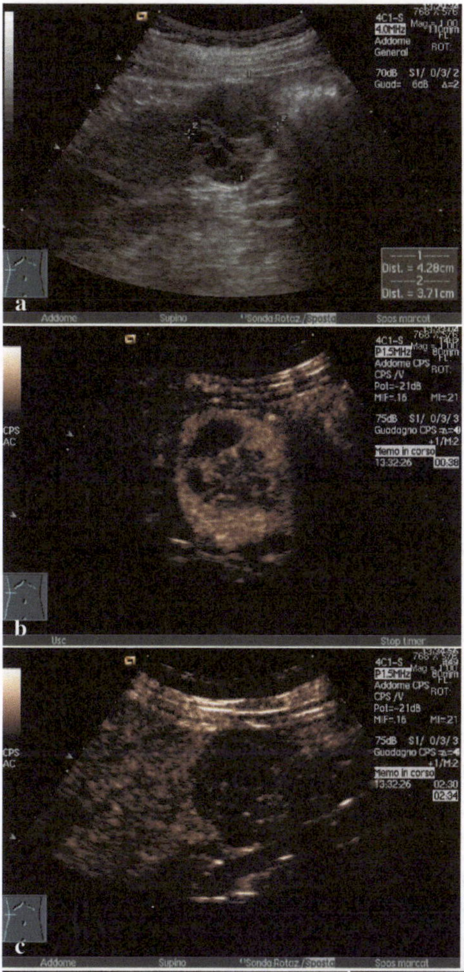

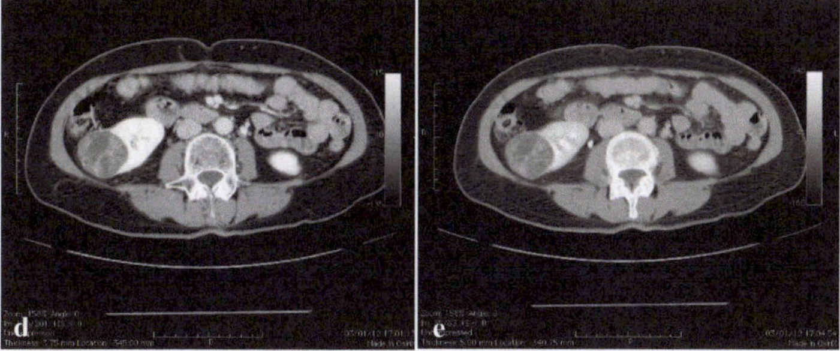

FIGURA 2.13 a-e Valutazione integrata ecografica basale (**a**), ecocontrastografica (**b, c**) e con TCms (**d, e**) di lesione cistica con impregnazione oltre che dei setti anche delle altre componenti della lesione: adenocarcinoma a cellule chiare

alla categoria IV rende mandatoria la rimozione chirurgica di una formazione che è da considerare maligna [35].

È stato anche stabilito un rapporto percentuale tra categoria e possibilità di degenerazione maligna: pari allo 0% per le categorie I e II, al 5% per la categoria IIF, al 50-70% per la III,tra il 95 e il 100% per la IV [33].

L'elevata accuratezza diagnostica, confermata da numerosi lavori scientifici, permette una corretta gestione del paziente con formazioni cistiche, in modo particolare delle lesioni cosiddette complesse. L'ecocontrastografia in questo campo deve essere considerata un esame di II livello con accuratezza diagnostica pari a quella della TC e/o della RM senza uso di contrasti nefrotossici e radiazioni ionizzanti.

Alcuni Autori [36] hanno riportato livelli di accuratezza diagnostica superiore a quella della TC, per cui la metodica appare risolutiva non solo nella tipizzazione della lesione cistica, ma anche nel follow-up delle lesioni stadiate come IIF.

La nostra esperienza appare in linea con quella internazionale: sono stati valutati, nel biennio 2010-2011, 83 pazienti con formazioni di aspetto cistico, definite non semplici all'ecografia basale; la successiva valutazione ecocontrastografica basata sulla classificazione di Bosniak ha identificato 53/83 formazioni classificate nella categorie I e II, 18/83 di tipo IIF, 7/83 di tipo III e 5/83 di tipo IV. La successiva valutazione con esame TCms e/o RM con utilizzo di mezzo di contrasto iodato o paramagnetico ha evidenziato una capacità, peraltro già segnalata in letteratura [33, 34, 37], da parte dell'ecocontrastografia di identificare sia setti che noduli di minori dimensioni rispetto a quelli identificati dalle altre due metodiche, ma anche un maggiore potenziamento post-contrastografico: ciò consente di classificare nella categoria successiva formazioni che le altre tecniche tendono in certo senso a sottostimare. Questa situazione non genera grandi problemi di gestione del paziente per le categorie I e II, mentre determina una criticità quando si verifica un *mismatch* tra le tecniche per le categorie IIF e III. Nella nostra esperienza tale evenienza si è presentata in 3/83 casi che all'ecocontrastografia sono stati classificati come categoria III, mentre alla TCms erano stati classificati come appartenenti alla categoria II; in accordo con la valutazione clinica/urologica (età, fattori di rischio, buona funzionalità del rene controlaterale), si è provveduto a una tipizzazione istologica con identificazione di 1/3 casi di lesione evolutiva. La metodica, a nostro avviso, presenta elevata accuratezza diagnostica e appare fondamentale soprattutto per quel che riguarda gli aspetti gestionali, al fine di evitare la ripetizione di esami "pesanti" a pazienti che già presentano eventuale funzionalità renale compromessa. Per questo motivo il nostro comportamento in pazienti che all'esame ecografico basale presentano una formazione cistica di aspetto appena complesso (evidenza di setto anche sottile e/o mancata presenza di un chiaro rinforzo di parete posteriore) integriamo l'esame con l'utilizzo del mdc e.v. di II generazione e, solo in caso di dubbio persistente, aggiungiamo esame RM mirato a livello renale; invece, per le situazioni di positività per appartenenza a una categoria III o IV, eseguiamo esame TCms total body, in modo da ottenere sia una conferma diagnostica che un'accurata stadiazione.

2.7 Pseudomasse

Il termine pseudomassa o pseudotumore indica una condizione caratterizzata da un ampio gruppo di varianti

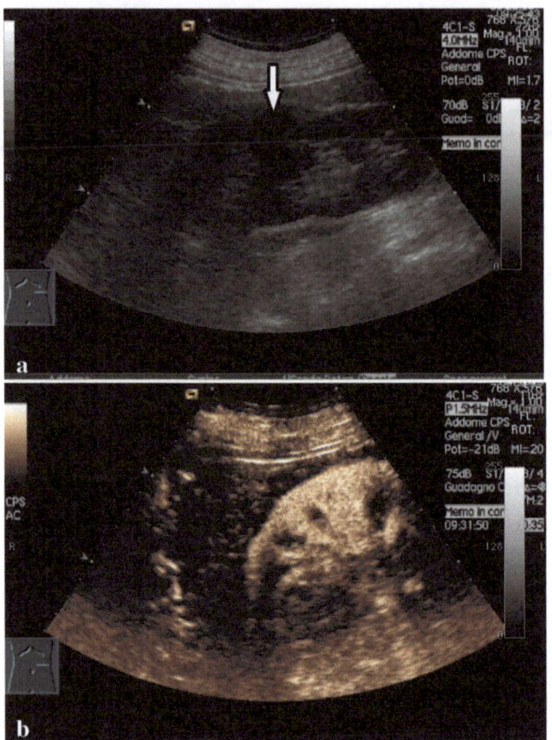

FIGURA 2.14 **a, b** Ipertrofia della colonna di Bertin. Valutazione con esame basale (**a**) ed ecocontrastografico (**b**), in questo caso risolutivo senza necessità di ricorrere a ulteriori indagini

anatomiche che tendono a mimare, in ambito renale, un aspetto di tipo espansivo [38, 39]. Le pseudomasse possono essere congenite o acquisite: tra le prime ricordiamo l'ipertrofia della colonna di Bertin (Fig. 2.14), la prominenza a gobba di dromedario (*splenic bump*), la persistenza di lobature fetali, la prominenza di un labbro renale in sede ilare (*hilar lip*); tra le seconde annoveriamo l'ipertrofia compensatoria parenchimale associata a retrazione parenchimale. L'utilizzo dell'ecocontrastografia appare dirimente, sia nella nostra esperienza che da quanto emerso dalla letteratura [24, 40], nel senso che le condizioni anatomiche sopra descritte presentano aspetti di perfusione sovrapponibili a quelli del parenchima sano, per cui durante tutte le fasi di un esame eco-contrastografico non è più possibile discriminare tra la pseudolesione e il parenchima sano circostante. Ciò permette una sicura diagnosi differenziale con le altre forme di lesioni espansive renali che, come abbiamo visto nei precedenti paragrafi, si caratterizzano per pattern eco-contrastografici che variano, rispetto al parenchima limitrofo, in rapporto alla fase in cui sono valutati. Tale applicazione appare fondamentale, in quanto l'accuratezza diagnostica sembra sovrapponibile a quella di altre tecniche di imaging quali TC e/o RM [24, 40]; da ciò ne discende che, prima di sottoporre i pazienti a esami pesanti del tipo TC e/o RM, una valutazione ecocontrastografia può essere risolutiva, poiché evita esposizioni inutili comporta un risparmio di risorse economiche.

Bibliografia

1. Siracusano S, Bertolotto M, Ciciliato S et al (2011) The current role of contrast-enhanced ultrasound (CEUS) imaging in the evaluation of renal pathology. World J Urol 29:633-638
2. Bertolotto M, Martegani A, Aiani L et al (2008) Value of contrast-enhanced ultrasonography for detecting renal infarcts proven by contrast enhanced CT-a feasibility study. Eur Radiol 18:376-383
3. Nicolau C, Ripollés T (2011) Contrast-enhanced ultrasound in abdominal imaging. Abdom Imaging 37:1-19
4. Setola SV, Catalano O, Sandomenico F, Siani A (2007) Contrast-enhanced sonography of the kidney. Abdom Imaging 32:21-28
5. Piscaglia F, Nolsøe C, Dietrich CF et al (2012) The EFSUMB Guidelines and Recommendations on the Clinical Practice of Contrast Enhanced Ultrasound (CEUS): update 2011 on non-hepatic applications. Ultraschall Med 33:33-59
6. Valentino M, Serra C, Zironi G et al (2006) Blunt abdominal trauma: emergency contrast-enhanced sonography for detection of solid organ injuries. AJR Am J Roentgenol 186:1361-1367

7. Regine G, Atzori M, Miele V et al (2007) Second-generation sonographic contrast agents in the evaluation of renal trauma. Radiol Med 112:581-587

8. Valentino M, Ansaloni L, Catena F et al (2009) Contrast-enhanced ultrasonography in blunt abdominal trauma: considerations after 5 years of experience. Radiol Med 114:1080-1193

9. Claudon M, Cosgrove D, Albrecht T et al (2008) Guidelines and good clinical practice recommendations for contrast enhanced ultrasound (CEUS), update 2008. Ultraschall Med 29:28-44

10. Sebastia C, Quiroga S, Boyè R et al (2001) Helical CT in renal transplantation: normal findings and early and late complications. Radiographics 21:1103-1117

11. Allan PL, Dubbins PA, Pozniak MA et al (2006) Doppler ultrasound evaluation of transplantation. In: Allan PL, Dubbins PA, Pozniak MA et al (eds) Clinical doppler ultrasound, 2nd edn. Churchill Livingstone Elsevier, Philadelphia

12. Brown ED, Chen MY, Wolfman NT et al (2000) Complications of renal transplantation: evaluation with US and radionuclide imaging. Radiographics 20:607-622

13. Akbar SA, Jafri SZ, Amendola MA et al (2005) Complications of renal transplantation. Radiographics 25:1335-1356

14. Wilson SR, Burns PN (2010) Microbubble-enhanced US in body imaging: what role? Radiology 257:24-39

15. Quaia E (2007) Microbubble ultrasound contrast agents: an update. Eur Radiol 17:1995-2008

16. Schwenger V, Korosoglou G, Hinkel UP et al (2006) Real-time contrast-enhanced sonography of renal transplant recipients predicts chronic allograft nephropathy. Am J Transplant 6:609-615

17. Fontanilla T, Minaya J, Cortes C et al (2011) Acute complicated pyelonephritis: contrast-enhanced ultrasound. Abdom Imaging [Epub ahead of print]

18. Mitterberger M, Pinggera GM, Colleselli D et al (2008) Acute pyelonephritis: comparison of diagnosis with computed tomography and contrast-enhanced ultrasonography. BJU Int 101:341-344

19. Prakash A, Tan GJ, Wansaicheong GK (2011) Contrast enhanced ultrasound of kidneys. Pictorial essay. Med Ultrason 13:150-156

20. Gerst S, Hamm LE, Li D et al (2011) Evaluation of renal masses with contrast-enhanced ultrasound: initial experience. AJR Am J Roentgenol 197:897-906

21. Ignee A, Straub B, Schuessler G et al (2010) Contrast enhanced ultrasound of renal masses. World J Radiology 2:15-31

22. Quaia E, Bussani R, Cova M et al (2005) Radiologic-pathologic correlations of intratumoral tissue components in the most common solid and cystic renal tumors. Pictorial review. Eur Radiol 15:1734-1744

23. Xu HX (2009) Contrast-enhanced ultrasound: the evolving applications. World J Radiology 1:15-24
24. Siracusano S, Quaia E, Bertolotto M et al (2004) The application of ultrasound contrast agents in the characterization of renal tumors. World J Urol 22:316-322
25. Jiang J, Chen Y, Zhou Y, Zhang H (2010) Clear cell renal cell carcinoma: contrast-enhanced ultrasound features relation to tumor size. Eur J Radiol 73:162-167
26. Wink MH, de la Rosette JJ, Laguna P et al (2007) Ultrasonography of renal masses using contrast pulse sequence imaging: a pilot study. J Endourol 21:466-472
27. Xu ZF, Xu HX, Xie XY et al (2010) Renal cell carcinoma and renal angiomyolipoma: differential diagnosis with real time contrast enhanced ultrasonography. J Ultrasound Med 29:709-717
28. Fan L, Lianfang D, Jinfang X et al (2008) Diagnostic efficacy of contrast-enhanced ultrasonography in solid renal parenchymal lesions with maximum diameters of 5 cm. J Ultrasound Med 27:875-885
29. Roy C, Gengler L, Sauer B, Lang H (2008) Role of contrast enhanced US in the evaluation of renal tumors. J Radiol 89:1735-1744
30. Tamai H, Takiguchi Y, Oka M et al (2005) Contrast-enhanced ultrasonography in the diagnosis of solid renal tumors. J Ultrasound Med 24:1635-1640
31. Xu ZF, Xu HX, Xie XY et al (2010) Renal cell carcinoma: real time contrast enhanced ultrasound findings. Abdom Imaging 35:750-756
32. Ascenti G, Mazziotti S, Zimbaro G et al (2007) Complex cystic renal masses: characterization with contrast-enhanced. Radiology 243:158-165
33. Nicolau C, Bunesch L, Sebastia C (2011) Renal complex cysts in adults: contrast-enhanced ultrasound. Abdom Imaging 36:742-752
34. Park BK, Kim B, Kim SH et al (2007) Assessment of cystic renal masses based on Bosniak classification: comparison of CT and contrast-enhanced US. Eur J Radiol 61:310-314
35. Israel GM, Bosniak MA (2005) How I do it: evaluating renal masses. Radiology 236:441-450
36. Quaia E, Bertolotto M, Cioffi V et al (2008) Comparison of contrast-enhanced sonography with unenhanced sonography and contrast-enhanced CT in the diagnosis of malignancy in complex cystic renal masses. Am J Roentgenol 191:1239-1249
37. Clevert DA, Minaifar N, Weckbach S et al (2008) Multislice computed tomography versus contrast-enhanced ultrasound in evaluation of complex cystic renal masses using the Bosniak classification system. Clin Hemorheol Microcirc 39:171-178
38. Bhatt S, MacLennan G, Dogra V (2007) Renal Pseudotumors. AJR Am J Roentgenol 188:1380-1387

39. Regine G, Atzori M, Danza FM (2010) Malformazioni del rene e delle vie urinary. In: Blandino A, Danza FM, Menchi I et al (eds) Imaging dell'apparato urogenitale. Springer-Verlag Italia, Milano, pp 13-24

40. Mazziotti S, Zimbaro F, Pandolfo A et al (2010) Usefulness of contrast-enhanced ultrasonography in the diagnosis of renal pseudotumors. Abdom Imaging 35:241-245

Capitolo 3

Vie urinarie e vescica

Sommario

Come già detto parlando delle proprietà chimico-fisiche della molecola di esafloruro di zolfo [1, 2], essa non presenta escrezione attraverso l'emuntorio renale. Se ciò comporta il vantaggio di essere utilizzabile in pazienti con funzionalità renale ridotta, dal punto di vista diagnostico rappresenta un limite per la *detection* delle lesioni uroteliali in ambito calico-pielico e ureterale.

In realtà, la presenza di neoformazioni di pertinenza uroteliale in ambito renale può essere sospettata se associata a idronefrosi e nel caso di rilievo di una massa con crescita infiltrante verso il parenchima: l'ecocontrastografia identifica in modo più accurato rispetto all'ecografia basale la presenza della lesione che mostra disomogeneo e variabile *enhancement* post-contrastografico, in associazione a dilatazione delle strutture caliceali a monte o della pelvi renale, ma non ne permette una sicura definizione di appartenenza al sistema escretore urinario: per tale motivo, l'uroTC (urografiaTC) o l'uroRM (urografiaRM) appaiono le metodiche di scelta (Fig. 3.1).

Per le lesioni vescicali, in letteratura esiste una serie di studi [3, 4] che hanno adoperato la metodica sia per la

G. Regine, M. Atzori, R. Fabbri, *Ecocontrastografia dell'apparato urinario,* © Springer-Verlag Italia 2012

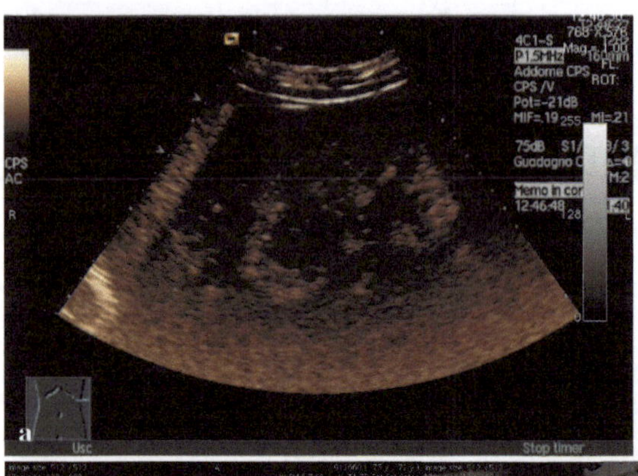

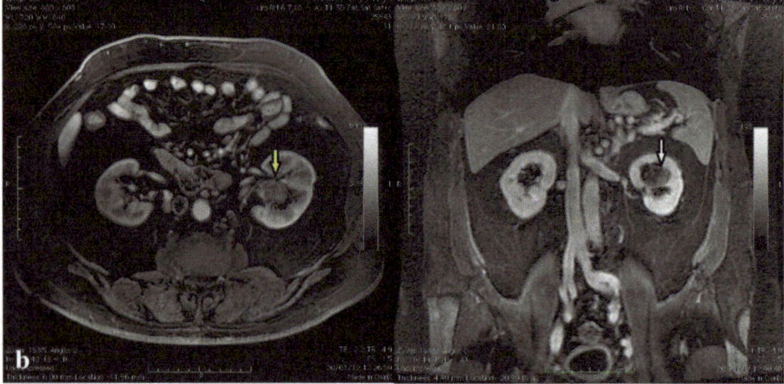

FIGURA 3.1 **a, b** Lesione uroteliale del gruppo caliceale superiore e del bacinetto del rene di sinistra valutata con ecocontrastografia (**a**), in cui è apprezzabile dilatazione caliceale con sfumata quota tissutale all'interno, e con RM (**b**) dopo infusione di mdc e.v. paramagnetico, in cui è chiaramente apprezzabile la massa e l'idrocalice (*frecce*)

detection che per la definizione del parametro T nello staging. È infatti fondamentale la definizione del grado di sconfinamento della lesione, in quanto l'infiltrazione della tunica muscolare avvia il paziente verso la cistectomia, mentre le forme più superficiali possono essere trattate con resezioni endoscopiche con o senza la somministrazione di agenti chemioterapici a livello locale [4].

Questi studi hanno evidenziato come sia possibile, tramite l'utilizzo del mezzo di contrasto, differenziare i diversi strati della parete vescicale [4]: infatti, sia la mucosa che la sottomucosa presentano rapida impregnazione post-contrastografica, che persiste per circa 1-2 minuti, a differenza dello strato muscolare che mostra impregnazione minore e più tardiva; le neoplasie presentano un vivace potenziamento post-contrastografico già in fase precoce, che persiste nella fasi successive. Tale comportamento permette una migliore accuratezza diagnostica nella *detection* rispetto all'esame basale e può essere utilizzato per definire se è presente o meno sconfinamento nello strato muscolare (Fig. 3.2) [3, 4]. I limiti della tecnica sono rappresentati dalla valutazione di lesioni di aspetto piatto, dall'ipertrofia colonnare della parete vescicale in associazione a una condizione di ipertrofia prostatica, oltre che dai limiti intrinseci alla metodica (si ricorda sempre di eseguire l'esame con un adeguato riempimento endovescicale).

La nostra esperienza mirata a questo tipo di applicazione consta di 39 pazienti con sospetta lesione vescicale singola e/o multipla, sottoposti a esame ecografico basale, ecocontrastografico, RM e/o uroTAC e a successiva valutazione cistoscopica, nei casi positivi o comunque dubbi.

Su un totale di 51 lesioni definite alla cistoscopia, l'ecocontrastografia ha identificato 46/51 lesioni tutte superiori ai 5 mm, mentre la RM ne ha rilevati 51/51; la CEUS (ecografia con mezzo di contrasto), delle 46 lesioni identificate in 23/46 casi ha mostrato l'interessamento della tunica muscolare, la RM delle 51 diagnosticate ha definito 27 casi con interessamento della tunica muscolare, mentre la cistoscopia stadiante ne ha identificate 25.

Due casi di sospetta lesione individuati alla CEUS sono risultati dei settoriali ispessimenti parietali in un quadro di vescica da sforzo correttamente definita alla

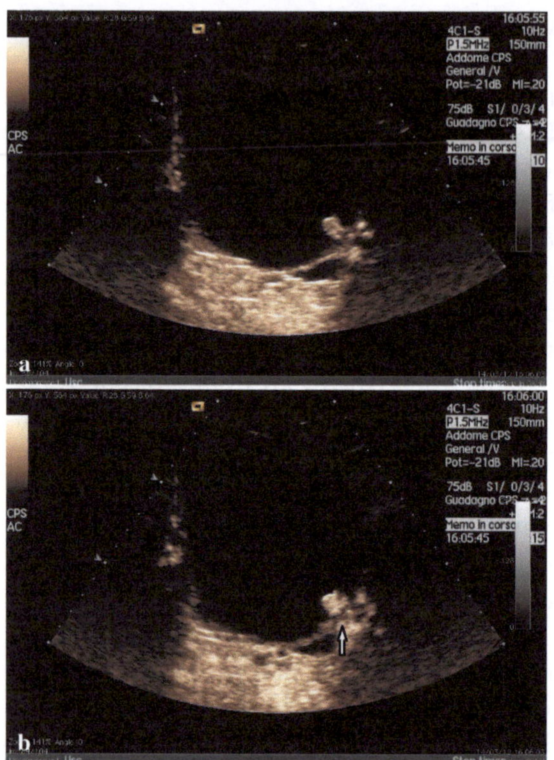

FIGURA 3.2 **a, b** Lesione aggettante che presenta vivace impregnazione durante la fase arteriosa (**a**) e tardiva (**b**), con buona apprezzabilità dell'integrità dello strato muscolare della parete vescicale (*freccia*)

RM anche con utilizzo di sequenza pesata in diffusione con valori di b = -800 e b = 1000, con conferma cistoscopica e quindi non conteggiati nella precedente casistica.

In un caso sia la CEUS che la RM hanno correttamente identificato e definito l'origine extravescicale di una lesione di pertinenza dell'uraco che aveva infiltrato la parete del domo vescicale (Fig. 3.3).

Secondo la nostra opinione la metodica appare estre-

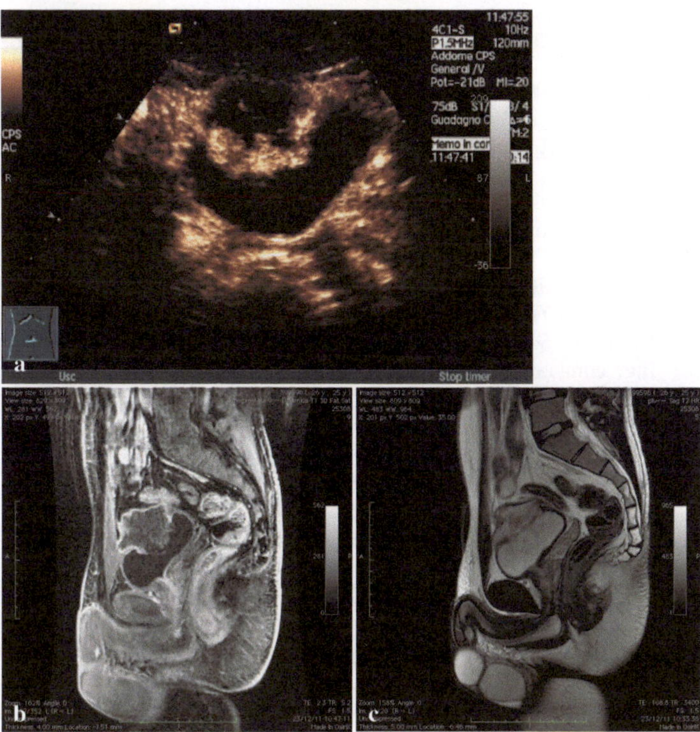

FIGURA 3.3 **a-c** Valutazione integrata con ecocontrastografia (**a**) e RM (**b**, **c**) di lesione extravescicale infiltrante la parete della vescica: adenocarcinoma dell'uraco

mamente affidabile nel caso di lesioni polipoidi aggettanti, a larga base d'impianto, con dimensioni superiori ai 5 mm. È attualmente meno affidabile della RM per quel che riguarda la definizione del parametro T, soprattutto se la lesione è localizzata a livello della base vescicale. Viceversa, abbiamo notato una notevole accuratezza nella definizione del medesimo parametro rispetto all'esame ecografico basale.

Bibliografia

1. Quaia E (2007) Microbubble ultrasound contrast agents: an update. Eur Radiol 17:1995-2008
2. Piscaglia F, Nolsøe C, Dietrich CF et al (2012) The EFSUMB Guidelines and Recommendations on the Clinical Practice of Contrast Enhanced Ultrasound (CEUS): update 2011 on non-hepatic applications. Ultraschall Med 33:33-59
3. Nicolau C, Bunesch L, Peri L et al (2010) Accuracy of contrast-enhanced ultrasound in the detection of bladder cancer. Br J Radiol 84:1091-1099
4. Caruso G, Salvaggio G, Campisi A et al (2010) Bladder tumor staging: comparison of contrast-enhanced and gray-scale ultrasound. AJR Am J Roentgenol 194:151-156

Capitolo 4

Mdc in ecografia pediatrica e nello studio dei reflussi vescico-uretrali: "cistosonografia"

Sommario

L'uso del contrasto ecografico nella patologia pediatrica consente di evitare al bambino indagini più invasive, che richiedono l'uso di radiazioni o sedazione. Ad esempio, può essere indicato per la valutazione di noduli epatici o per l'identificazione di lesioni traumatiche del fegato e della milza [1, 2].

Da alcuni anni utilizziamo la cistosonografia (Fig. 4.1) nella valutazione delle infezioni urinarie per identificare e quantificare i reflussi vescico-ureterali. Ciò in alternativa alla tradizionale cistouretrografia minzionale (Fig. 4.2) radiologica (CUM) [3], sia come prima diagnosi che nei controlli successivi a interventi. Requisito indispensabile è la disponibilità di un ecografo con modulo contrasto, come il CPS-Siemens (Siemens Medical Solutions USA Inc., Mountain View, CA).

G. Regine, M. Atzori, R. Fabbri, *Ecocontrastografia dell'apparato urinario,* © Springer-Verlag Italia 2012

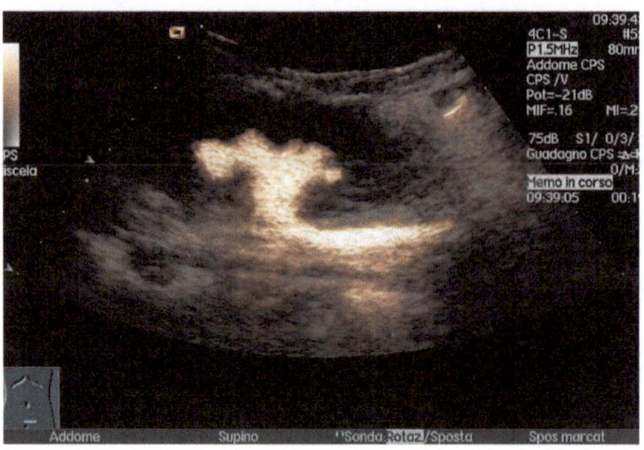

FIGURA 4.1 Cistosonografia nello studio dei reflussi. Reflusso vescico-ureterale sn di 2° grado: ben evidente il contrasto che risale lungo l'uretere fino nelle cavità renali

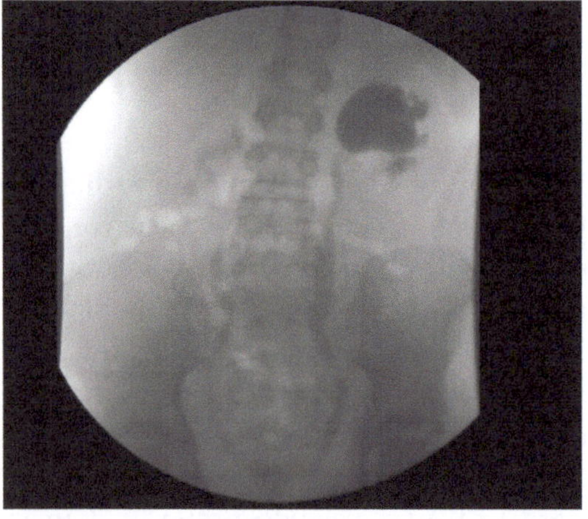

FIGURA 4.2 Valutazione tramite cistouretrografia del reflusso. Reflusso di 1° grado a dx e di 3° grado a sn

A causa della peculiarità dell'applicazione, riportiamo la nostra specifica esperienza con cenni di tecnica e semeiologia.

4.1   Cistosonografia: istruzioni per l'uso

Il contrasto ecografico è lo stesso in uso da anni nella somministrazione endovenosa sistemica. Si tratta del SonoVue (esafluoruro di zolfo) (Bracco International B.V. Amsterdam, Paesi Bassi), farmaco da molto tempo utilizzato nello studio delle lesioni focali in adulti, ma non registrato né per l'uso pediatrico né per la somministrazione intracavitaria endovescicale. Ciò pone il problema dell'uso *off label* [1, 2 ,4] con la necessaria autorizzazione del Comitato Etico, dell'uso di un consenso informato dettagliato e di un chiaro colloquio esplicativo con i genitori. Nella nostra esperienza, in un solo caso una mamma ha rifiutato l'esame ecografico, mentre quasi tutti i genitori sono ben contenti nel procedere ed evitare l'esame radiologico. Anzi molti genitori ricorrono al nostro servizio per evitare il ricorso all'indagine radiante (CUM).

Si tratta sempre di bambini già valutati clinicamente e studiati ecograficamente, dove il quesito del reflusso è decisivo e, viceversa, è già esclusa una patologia uretrale. La preparazione del bambino prima della cistosonografia è identica alla cistografia radiologica. È infatti richiesto il posizionamento di un catetere vescicale per introdurre il contrasto. Si procede a un limitato riempimento vescicale con soluzione fisiologica, valutando anche la vescica e gli ureteri distali nel corso di tale riempimento (la vescica cateterizzata è infatti quasi sempre vuota). Subito dopo si introducono 1-1,5 cc di SonoVue e si riprende il riempimento vescicale con fisiologica, fino a ottenere la minzione attorno al catetere; successivamente si rimuove il catetere e si attende una seconda minzione. Durante questa, oltre ai reflussi e alla loro entità, si può tentare una valutazione dell'uretra. Lo studio dell'uretra maschile può risultare difficile,

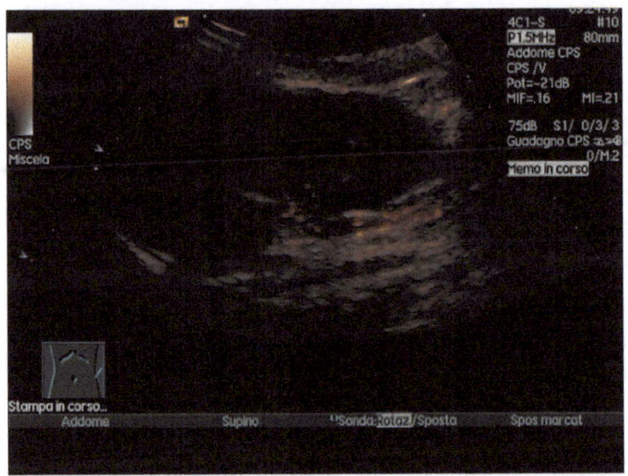

FIGURA 4.3 Reflusso di 1° grado. Il modulo CPS evidenzia anche piccole quantità di mdc che risalgono l'uretere e raggiungono il rene

anche se dilatazioni e stenosi da valvole possono essere ben apprezzate.

In un periodo di 28 mesi (settembre 2009 - dicembre 2011) abbiamo effettuato 145 cistosonografie e 57 cistografie minzionali (CUM) su neonati e bambini di età compresa tra 3 mesi e 15 aa (età media 2,5 aa). Ventotto bambini hanno effettuato sia la cistosonografia che la CUM, anche se in tempi diversi.

La cistosonografia ha sempre ben evidenziato il reflusso vescico-ureterale nei vari gradi dal 2° al 5°. Spesso sono stati evidenti anche reflussi di 1° grado (comunque poco importanti clinicamente), dato che anche pochissime microbolle sono chiaramente apprezzabili nell'uretere prossimale e nel bacinetto renale (Fig. 4.3) [5].

Nella nostra esperienza di alcuni anni, l'esame ci ha consentito di ottenere una diagnosi accurata anche in casi sfumati o clinicamente complessi. Ad esempio, nel caso di reflussi scarsi o mal apprezzabili in megauretere refluente (Fig. 4.4) o nel caso di reflusso in rene piccolo

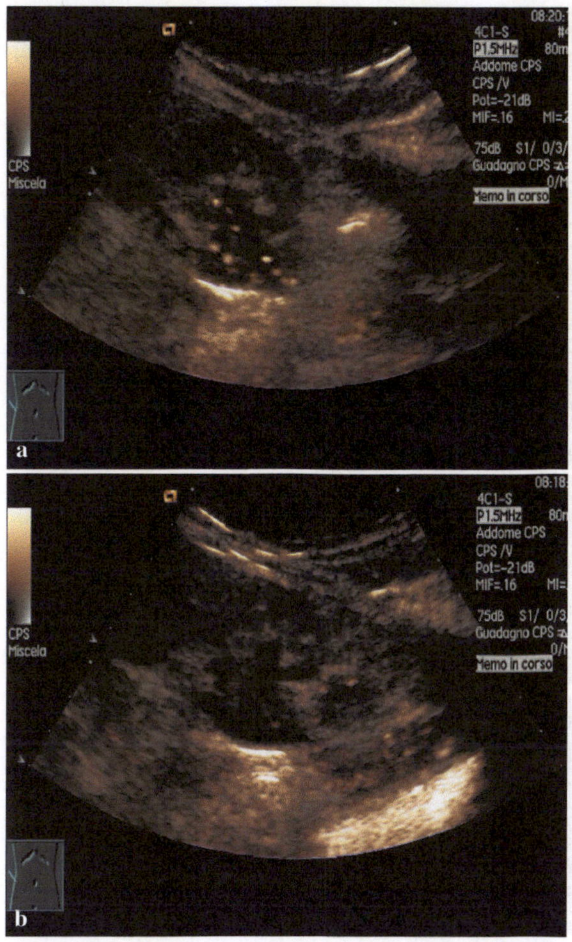

FIGURA 4.4 **a, b** Megauretere refluente: modesto reflusso, in ampio uretere e bacinetto. Ben evidenti diverse microbolle di contrasto nel bacinetto (**a**) e nell'uretere prossimale (**b**)

(Fig. 4.5), come pure in presenza di doppio distretto, con
buona evidenza sia del distretto inferiore, refluente per
primo, che dell'altro (Fig. 4.6). Altro caso particolare
osservato è quello rappresentato da un controllo dopo
STING (*Subureteral Tetrafluoroethylene Injection*) bila-

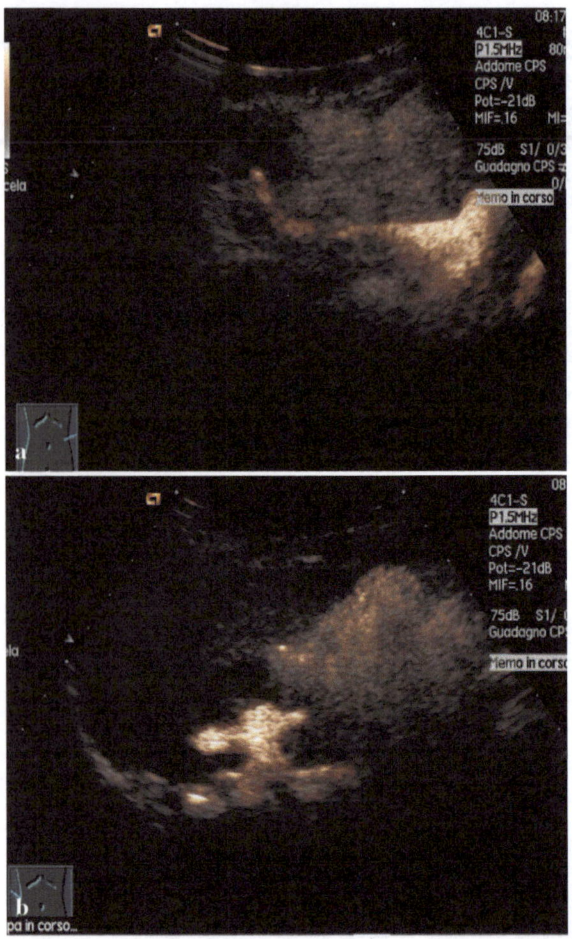

FIGURA 4.5 Reflusso in rene piccolo sn, da probabili esiti di pielonefrite
(a). Reflusso presente anche sul rene dx (b)

terale, in bambina con reflussi di alto grado: a destra è
ancora presente reflusso, mentre a sinistra lo STING ha
determinato dilatazione pielica senza reflusso (Fig. 4.7).

In bambini sottoposti a follow-up, in 6 casi è stato
effettuato il primo controllo con cistosonografia e il suc-

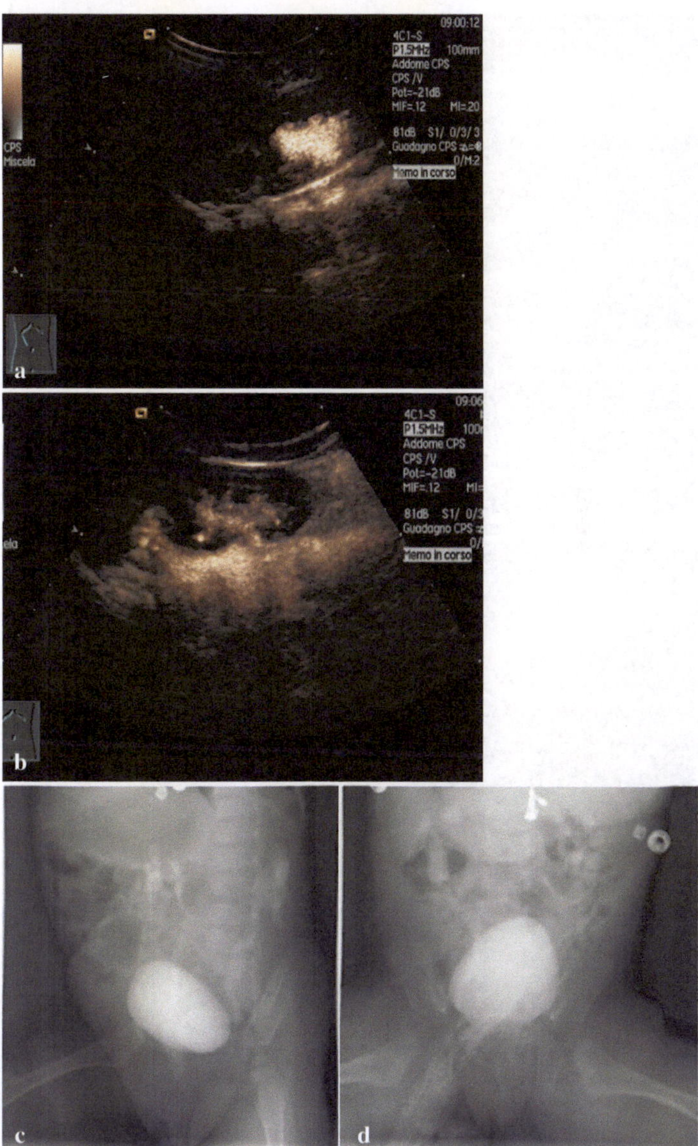

Figura 4.6 **a-d** Cistosonografia (**a**, **b**) che mostra reflusso in doppio distretto dx: reflusso prima nel gruppo inferiore e, successivamente, anche nel superiore. Cistografia (**c**, **d**) dello stesso caso, con doppio distretto dx e reflusso bilaterale

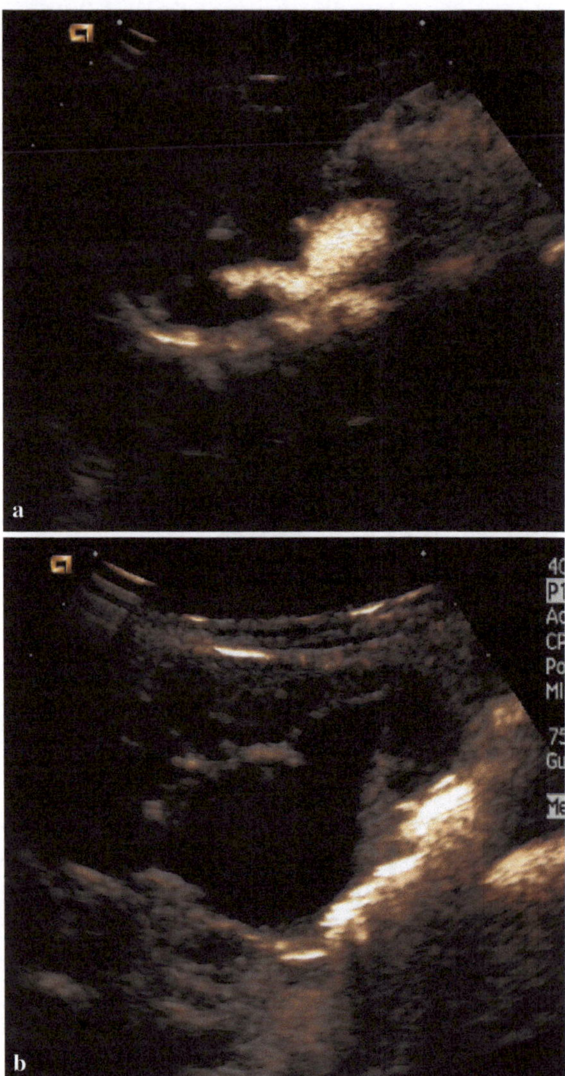

FIGURA 4.7 **a, b** Controllo dopo STING bilaterale: al rene dx permane reflusso di 3°grado (**a**). Al rene sn scompare il reflusso, ma permane una dilatazione residua (**b**)

cessivo con CUM. In altri 23 casi (generalmente maschietti) il primo controllo è stato radiografico (CUM) e il secondo con cistosonografia. Tra i due gruppi non si sono evidenziate significative differenze di sensibilità per la patologia.

La metodica è particolarmente indicata nei bambini ove è sospetta una recidiva dopo interventi di STING in cistoscopia, oggi sempre effettuati in prima scelta. Questi bambini presentano infatti recidive di reflussi dopo i primi mesi di benessere; ciò perché nella fase iniziale l'edema dell'iniezione sottomucosa rende la giunzione uretero-vescicale continente, mentre dopo 4-10 mesi si riduce con la possibile comparsa di recidive che rendono necessario un nuovo intervento.

Nel nostro protocollo di studio, la cistosonografia è indicata anche in prima diagnosi nelle bambine o nei maschietti con dilatazione monolaterale delle vie urinarie.

Si preferisce l'uso della cistografia minzionale radiologica se invece serve una valutazione panoramica della vescica, come nei casi di vescica neurologica; oppure in neonato-lattante maschio con dilatazione di entrambi i bacinetti renali, nel sospetto di presenza di patologia uretrale, meglio evidente radiologicamente. L'esame radiologico CUM è infatti molto più specifico nella diagnosi delle valvole dell'uretra o del siringocele.

Non abbiamo mai osservato reazioni indesiderate al farmaco durante o dopo cistosonografia.

La cistosonografia risulta di sensibilità simile alla CUM nella diagnosi dei reflussi nei bambini, consente un'esplorazione dei reni per tempi più prolungati rispetto alla scopia radiografica e presenta costi inferiori, essendo peraltro fuori commercio il contrasto iodato ionico di basso costo prima usato per le CUM [6]. Inoltre, è meglio accettata dai genitori ed evita l'esposizione radiologica, particolarmente pericolosa nei bambini.

Un ostacolo alla diffusione della metodica è l'assenza di registrazione per uso pediatrico del farmaco. Il consenso informato da richiedere ai genitori è quindi più complesso ed è necessario un preventivo colloquio. Indispensabile, inoltre, l'approvazione del Comitato Etico dell'Ospedale.

Bibliografia

1. Claudon M, Cosgrove D, Albrecht T et al (2008) Guidelines and good clinical practice recommendations for contrst enhanced ultrasound (CEUS), update 2008. Ultrashall Med 29:28-44
2. Piscaglia F, Nolsøe C, Dietrich CF et al (2012) The EFSUMB Guidelines and Recommendations on the Clinical Practice of Contrast Enhanced Ultrasound (CEUS): update 2011 on non-hepatic applications. Ultraschall Med 33:33-59
3. Faizah M, Kanaheswari Y, Thambidorai C, Zulfiqar M (2011) Echocontrast cystosonography versus micturating cystourethrography in the detection of vesicoureteric reflux. Biomed Imaging Interv J 7:e7
4. Esposito F, Di Serafino M, Mercogliano F et al (2012) Ultrasound contrast media in paediatric patients: is it an off-label use? Regulatory requirements and radiologist's liability. Radiol Med 117:148-159
5. Berrocal T, Gayá F, Arjonilla A, Lonergan GJ (2001) Vesicoureteral reflux: diagnosis and grading with echo-enhanced cystosonography versus voiding cystourethrography. Radiology 221:359-365
6. Otukesh H, Hoseini R, Behzadi AH et al (2011) Accuracy of cystosonography in the diagnosis of vesicourethral reflux in children. J Kidney Dis Transpl 22:488-491

Capitolo 5
Conclusioni

L'utilizzo dell'ecocontrastografia è da considerarsi, in alcune applicazioni come la valutazione delle lesioni ischemiche e traumatiche e nella classificazione di quelle cistiche, un esame di II livello, al pari delle altre tecniche di imaging attualmente più utilizzate, quali TC e RM; anzi, secondo alcuni Autori la CEUS (ecografia con mezzo di contrasto) presenta accuratezza diagnostica anche superiore.

Viceversa, la caratterizzazione delle lesioni solide renali e la *detection* di quelle uroteliali (in modo particolare di quelle delle alte vie escretrici) appaiono meritevoli di ulteriori valutazioni utilizzando nel primo caso software semiquantitativi atti a valutare le curve intensità /tempo, preferendo invece la uroTC (urografiaTC) nel secondo caso.

Le lesioni vescicali possono, secondo alcuni Autori, essere analizzate attraverso l'utilizzo dell'ecocontrasto, soprattutto a integrazione dell'esame basale, mentre la RM con l'utilizzo di sequenze in diffusione sembra al momento superiore nella *detection* e nella valutazione del parametro T.

L'ecocontrastografia appare, in base alla nostra esperienza, un'applicazione da codificare e da accettare come metodica di prima istanza per la valutazione dei reflussi in età pediatrica, superando l'attuale uso *off label* in questo campo, sensibilizzando sia le strutture

G. Regine, M. Atzori, R. Fabbri, *Ecocontrastografia dell'apparato urinario,* © Springer-Verlag Italia 2012

dirigenziali aziendali che quelle ministeriali; queste ultime, al fine di colmare una lacuna legislativa che appare oramai non più tollerabile e che continua a porre il diagnosta in grande difficoltà di tipo gestionale oltre che morale.